常見病食療及養生方法

吳錦、王俊 著

為吳錦教授題詞

中西結合繼往開來

攻癌降魔造福社會

鄭耀宗教授

中國科學院院士

香港大學前校長

中國科學院院士、香港大學前校長　鄭耀宗教授題詞

修善第一
旨在救人
吳錦教授留念
陳可冀
壬辰端午前

中國科學院院士　陳可冀教授題詞

為吳錦教授題詞

中西結合
造福人羣

周肇平 教授

香港中西醫結合學會創會會長、香港大學醫學院前院長　周肇平教授題詞

前言

食療，是最具中華民族特色的傳統養生方法。唐代著名醫學家孫思邈在《千金要方》中曾講：「食能祛邪而安臟腑，悅神，爽志，以資氣血。」並講到：「安生之本，必資於食。不知食宜者，不足以存生也，不明藥忌者，不能以除病也。」、「藥性剛烈，猶若禦兵。若能用食平疴，適性遺疾者，可謂良工，長年餌生之奇法，極養生之術也。夫為醫者，當需先洞曉病源，知其所犯，以食治之，食療不愈，然後命藥。」就是說養生必依賴食物。不知道食物的宜忌，不可以生活，不明白藥物的禁忌，則不能夠除病。中藥性太過於強烈了，如用兵一樣。如果能用食物來治病療疾的，是很好的醫生，長年用食療是非常好的養生之術。作為醫生，應先知曉生病的原因，並用食物來治療，如果沒有痊癒，再用藥物來治療。正確的飲食方法，早在《素問．至真要大論》中就指出：「謹察陰陽之所在，以平為期。」這句話道出了正確的食療標準就是陰陽平衡。

醫聖張仲景指出：「所食之味，有與病相宜，有與身為害。若得宜則益體，害則成疾。」這就是說，人不是甚麼都能吃的，也不是想吃甚麼就吃甚麼，而是要根據自己身體的特點，以宜於陰陽平衡，避免疾病，維護身體健康的方法來進行食療。

傳統膳食講究平衡，提出了五穀宜為養，失豆則不良；五畜適為益，過則害非淺；五菜常為充，新鮮綠黃紅；五果當為助，力求少而數的膳食方法，就是以穀類食物為主；要多吃蔬菜、水果和薯類；並要攝入足夠的豆類及其製品；而魚、禽、肉、蛋、奶等動物性食物要節制，否則有害。

《漢書，酈食其傳》：「王者以民為天，而民以食為天。」比喻食物是賴以生存的最重要的東西。在很多疾病高發的當今，已知有許多種病患都是與飲食不當有關的。

許多食物都具備「藥食同源」的特點，因為大多數的中藥材都是植物、食物。而中藥與食物的分別界線並不十分清楚，它們都是天然的，都是大自然對人類的饋贈。

醫生治病要辨病、辨因、辨證，就是要考慮到對不同的患者，不同的發病原因，不同的證型，不同的疾病階段，而給以不同的治療。飲食也應該遵循這個基本原則。

例如陽氣不足、畏寒怕冷以及氣血運行障礙者，要避免進食寒涼食物，如苦瓜、雪糕等，以免寒氣更重；熱症或陰虛體質應避免熱性食物，如煎炸、火鍋、辣椒、桂皮等，以免燥熱傷陰更甚；有濕盛痰濁者應避免油膩、甜食，以免助濕生痰等等。不同疾病的患者更應該認真對待飲食，將飲食作為治療疾病過程的一個重要內容。

生活習慣和飲食的不當，也是導致當今發病率很高的癌症發生、發展的重要原因，已經是有定論的。長期吸煙增加肺癌發病率，長期飲酒與肝癌發生有關，霉變食物及燒烤、醃製食物導致胃、腸、肝的病變，食道癌與習慣進食熱燙、刺激性食物有關，長期進食紅肉及高脂肪飲食與肝癌、腸癌、前列腺癌、乳腺癌等多種癌症發生有關。

用食療作為治療的一部分，更是非常重要的。同時，也應了解到，食物的性味均比較溫和，並不像專門用於治療的中藥或西藥那樣強勢，需要長期、持久的養生和調理。不正確的飲食，能加重病情，減低藥物的治療作用，而適宜的飲食，是最好的個體養生、康復方法。所以，我們在出版系列養生、抗癌書籍之際，再次推出有關食療的養生書籍，希望能夠進一步服務廣大患者。

吳錦

2020 年 3 月

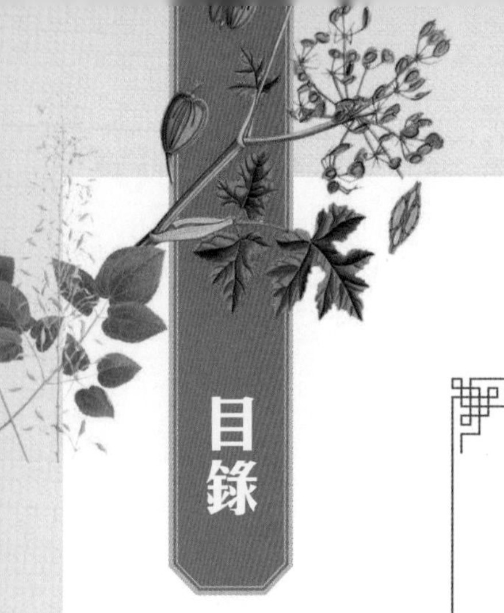

目錄

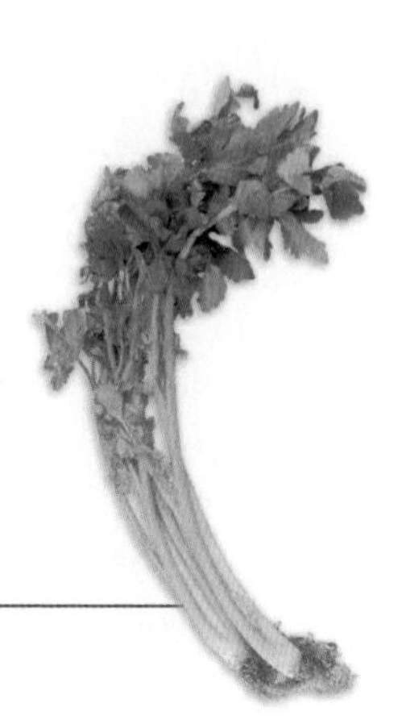

健康生活與吃的學問

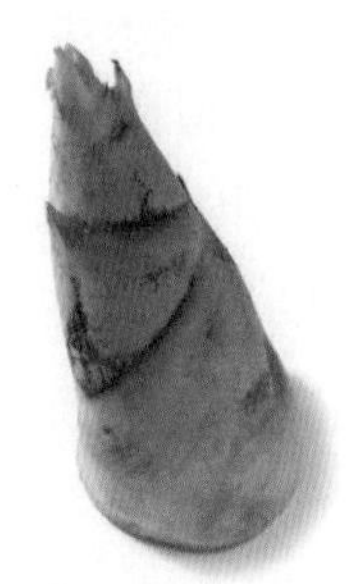

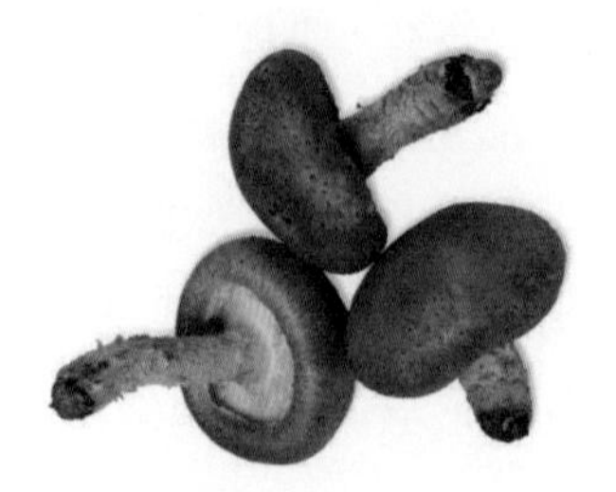

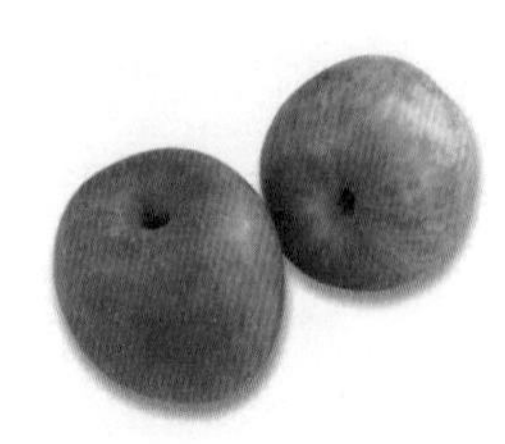

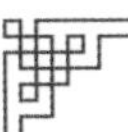
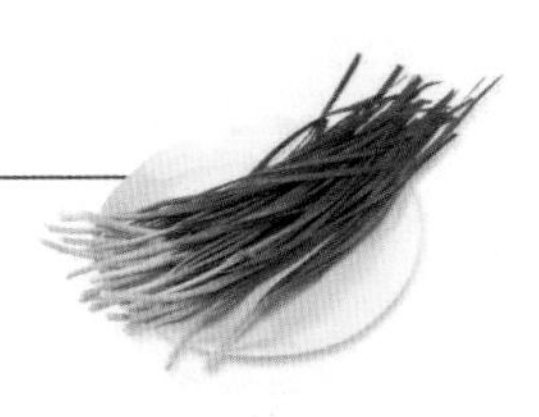

日常生活中的藥食品種

各類藥食調理方

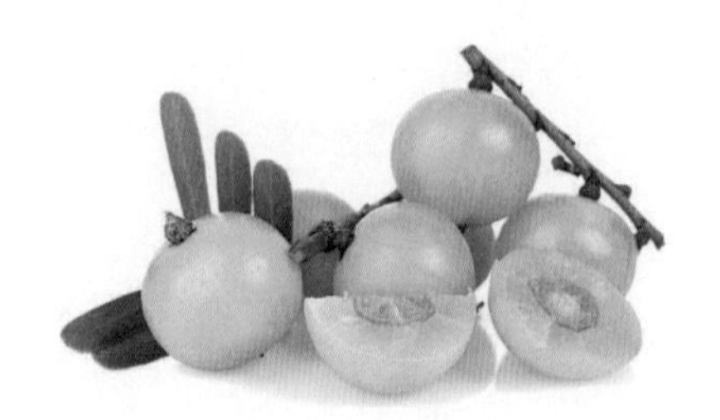

常見病食療方

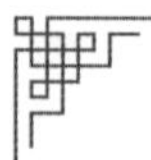

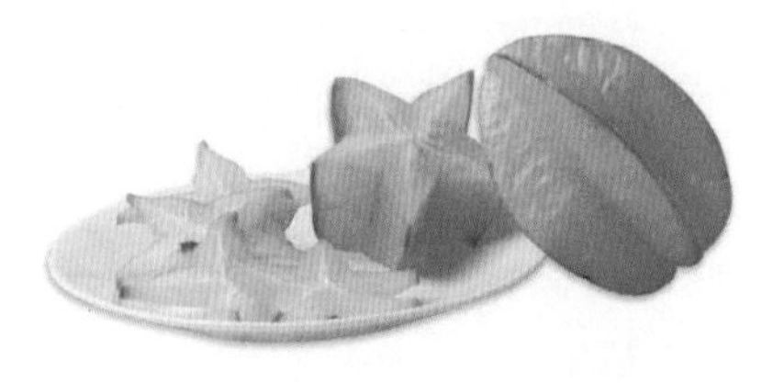

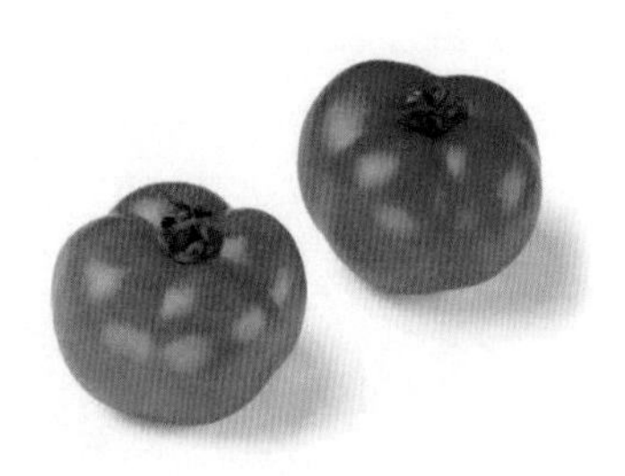

健康生活與吃的學問

養生之道藥食同源

中醫藥學自古以來一直有「藥食同源」的理論。這一理論認為：許多食物既是食物也是藥物，食物同藥物一樣具有防病治病的功效。在遠古時期，人們在尋找食物的過程中發現了各種食物和藥物的性味和功效，認識到許多食物可以藥用，許多藥物也可以食用，並沒有藥品與食品的概念和區分，食物與藥物一樣，是人們生存、繁衍、醫治的所需。只是隨着時代的發展，逐漸將那些性味和作用強烈者，與日常食物區分開來，其中又將有毒和無毒的、有害或有益的區分開來。最早的古醫籍《內經》中就提出「五穀為養，五果為助，五畜為益，五菜為充」的食療思想和理論。《黃帝內經太素》中寫道：「空腹食之為食物，患者食之為藥物。」其中不僅反映出了藥食同源的思想，更使人想到，對於有病的人，即患者而言，吃甚麼食物是很重要的，因為這些食物也具有藥物的作用，吃的適合則治病之用，吃的不合適則有害。《淮南子 · 修務訓》中講到：「神農嘗百草之滋味，水泉之甘苦，令民知所避就。當此之時，一日而遇七十毒。」可見神農時代藥與食不分，無毒者可食，有毒者應避之。

而在眾多食物之中，要釐清其效用和性質，可先從其性味辨別着手。食物與藥物一樣，同樣可分為寒、熱、溫、涼四氣和辛、甘、酸、苦、鹹五味。食物與藥物一樣，都是以本身的性味之所偏，來調整人體的氣血陰陽所偏。所以漢代醫聖張仲景在《金匱要略》中提出：「所食之味，有與病相宜，有與身為害，若得宜則益體，害則成疾。」

雖然食物的性味，多數較藥物平和；但長時間經常食用，其性味所產生的作用，也可對人體產生很大影響。對人合適就對健康有幫助，吃的不合適就會有害。所以，了解和正確地運用食物進行食療，有助我們日常生活的保健養生。當中，辯證食療即為一重要元素。因每個人身體狀況不同，寒、熱、陰、陽各異，加上病情、年齡、性別、稟賦不同，所處的環境也不一；故食物對不同人的作用和影響，自然有差異。對一個人有益的食物，對另外一人就未必有益，甚至會有害。所以，既要了解不同食物的不同性質，也要了解自己或他人的體質狀況，才能合理、有效地運用食療。

說到飲食的宜忌，不同體質或患不同疾病的人士，都有不同的飲食宜忌。如患糖尿病、高血壓、腫瘤、風濕病、肺炎、氣管炎、腸炎等不同疾病的人，他們的飲食宜忌肯定不同；掌握自己的飲食宜忌、變化等細節，是保持健康和治療疾病所必須的。如此方可對自身日常飲食，有明確的計劃和原則，才可改善自身健康。

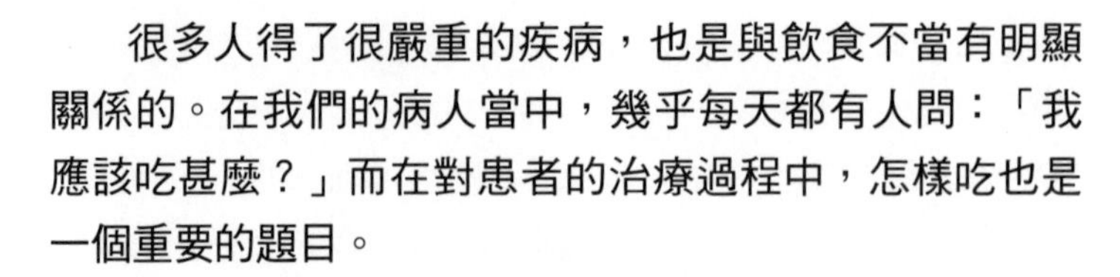

很多人得了很嚴重的疾病，也是與飲食不當有明顯關係的。在我們的病人當中，幾乎每天都有人問：「我應該吃甚麼？」而在對患者的治療過程中，怎樣吃也是一個重要的題目。

其實吃藥打針，或無論用中藥方面，都有其一定的劑量和一定的時間和療程。唯獨吃東西是每天都必須進行的，所以吃是個非常重要的問題，而且其間又存在很多誤解和錯誤的做法。現時社會經濟發展，已經很少有吃不到食物或吃不飽的情況；相反最大的問題是吃得太多、太好又不合適。每當有些初診的病人，堅持不良的飲食習慣，我就會提醒他，不是已經吃了一段時間了嗎？那你的病是輕了還是重了？如果進食不利於治病，何不改變一下你的飲食習慣。對於飲食習慣中常見問題，主要有以下幾方面的錯誤觀念：

吃得愈飽愈好

這是不對的，很多患者都認為，每天都要吃得很飽很足，但這卻不符合基本的衞生常識。因這會增加脾胃的負擔，特別是有些重病患者，吃很多東西以後，會加重消化系統的負擔，消化功能不能正常運作，進而影響到五臟六腑的功能，長期下去會影響健康和對疾病的治療。消化不到的東西積聚在身體內部是有害的。從養生健康的角度而言，無論是病患者或普通人，吃飯七分至八分飽已很足夠。

追求營養極豐富

現在很多人，尤其是癌症、中風等患者，常誤以為吃的營養愈多愈好，經常反覆提醒他們這是錯誤的。部分頑固的病人依舊不聽勸告照吃，總是認為這樣做很有益。如實在不聽勸告，我們就會提醒他們，如果營養愈高愈好，那你的病不是每天只要吃高營養品就能治好，就不用再找醫生。但事實上，高營養的食物，反而會刺激病情發展得更快速，特別是癌細胞吸收這些營養物質的速度，要比正常細胞高出很多倍。當患者吃了這些高營養食物，癌症腫瘤就會生長得非常迅速，甚至因此危及生命。所以，並不是營養愈高愈好。

進食肉類愈多愈好

對於一些嚴重的病人，不應該吃那麼多肉類，有很多的疾病，也是與肉類有關，特別是一些紅肉。其實不但中醫注意到了這點，近年西方的科學家亦注意到，食肉過多是可以導致癌症的發生和發展。另外，補充大量的添加劑，比如有病人會吃大量的維他命，還有各式各樣的添加劑，以及各種營養補劑，這個不一定是好事情。我曾見過有些病人食用大量的肉食、高營養品、維他命或各種各樣營養添加劑，一段時間後，發現患了不同的疾病，甚至患了癌症。說明這些所謂現代化的生活進食模式是不符合自然養生的要求的。

反季節食物

中國古代醫學家與哲學家早就提出：「不時，不食」，意思是不合時宜的東西不吃。中醫古籍《黃帝內經》中也有「司歲備物」的記載，提出植物生長都有一定的周期和規律，違背自然生長規律的植物，會導致氣味混亂，對健康無益，或是徒有其形而無其質。當今「高科技」的發展，反季節蔬菜水果到處可見。除了很多非時令蔬果之外，也有大量蔬果是使用了催熟劑或激素類化學藥品。據了解，一株果樹從幼苗到成熟，可能使用了十幾種不同的激素，使用較多的是葡萄、番茄，奇異果、士多啤梨等。而養殖業大量使用催生飼料，也已成為行業內的「潛規則」。當今的消費市場，要想完全遠離這些激素等反自然規律的東西已不太可能，但通過改變生活習慣和認識，盡量讓自己少接觸一些，也是很有必要。

在中醫最早的古書之中，以及歷代中醫藥書籍的記載中，如《本草綱目》等都有提到，每種食物其實都是一種中藥，所以進食不同食物其實都會影響到對患者治療的效果。如吃後對本人有害，就斷然不能吃。既然每一種食物都是一種中藥，自然都有其本身的特點，如依食物性質的寒、熱、溫、涼的不同；升降、沉浮的不同；歸屬於何經絡、何臟腑的不同等等。雖然平日吃的食物，其性味是比較溫和的，所以稍為吃一些是無妨，但如長期嗜吃某類食物，就可能形成較嚴重的問題。

吃得愈名貴愈好

其實好多美味的東西，如許多山珍海味、煎炸油膩品，並不太適合病人吃。反而有些中藥，能治病卻不好吃，或反而都是些味道不好的植物。如舉例一些貴重的藥材，如人參、鹿茸等這些貴重東西，某些情況可用於治病救命；但對另外一些病人而言，可能就屬毒藥，吃後反會令病情惡化，造成嚴重後果，適得其反。因此進食必須根據每人的不同需要來選擇，適合自己身體情況的，才是最好的食物。

現代飲食營養的誤區

隨着經濟及社會日趨富裕，飲食模式亦漸漸西化起來，有的更早已奉行了西方多年「多肉少菜」的飲食文化。再加上現代都市人生活節奏急促，連帶飲食都講求快捷方便，形成很多錯誤的飲食營養觀念；其實，西方的飲食模式並不是最健康的方式，大量肉食、高熱量飲食也促成大量的肥胖、三高等疾病的發生，更會影響了人類預防疾病的抵抗力，以及令體質轉差，成為體魄一代不如一代的一大成因。以下均為不當的飲食生活概念，欲保健養生者，實應引以為戒。

不吃肉就是沒營養

認為只有肉食才富含營養，為了增加更多營養，每餐都吃肉，甚至餐餐以肉食為主食，各種肉食皆盡量吃，這樣的進食習慣，會增加胃腸消化、肝臟與腎臟等的吸收及排泄負擔過度。大量蛋白質的攝取，對於人體各樣功能亦造成了障礙，也促使多種疾病的發生。

將飲料當水喝

人體每日要有足夠的水分，飲水是人每日所必需的；但有些人為了增加營養，並不飲水，而是只飲用各種飲料，甚至將牛奶當作每日的「飲用水」。市面的各種飲料中，多含有糖分、色素，以至各種添加劑等，長期大量飲用，實有損健康。不停地增加糖分的攝取量，也會造成熱量過剩，以致肥胖問題。至於長期過量攝入牛奶中蛋白質，也會增加胃腸負擔，並導致其他健康問題的出現。

濫用維他命

長期大量服用各種維他命作為身體的保健品，適得其反。不同維他命都有相應的適應症，過量服用或沒有對症服用，對各個臟器都有負面影響。造成人體營養、代謝、吸收，以及排泄等多方面的障礙；因此維他命的攝入，並不是越多越好的。更為重要的是，這些所謂的補品，都是化學合成品，並不是來自於天然的食物中，與回歸自然的養生之道背道而馳。

盲目食用保健品

一般正常生活和正常進食的人，完全沒有必要依賴各式各樣的保健品以補充營養；儘管不少保健品宣傳得很多，且標榜功效很好，但必須了解清楚其所含成分、添加的物品有何作用等等，才再考慮食用為上。

不吃主食

有些人為了減肥不敢吃主食，或是每日僅食用極少量的主食；其實主食如米飯、麵、穀類等，是人類不能缺少的生存重要能量來源。不吃或少吃主食造成正常能量攝入不足，因而增加肉食脂肪或其他食品的攝入量，是不符合人體的正常生理功能需要的。主食中所含有的多種人體所需物質，也是肉食與其他食物中所沒有或缺少的。

色彩的誘惑

色彩斑斕的食品，往往遠離食物安全與健康飲食的準則。食品的美麗外衣背後，往往是大量垃圾食物，包括含有大量熱量、糖分、飽和脂肪、鹽或防腐劑的食物。許多以奪人眼球的色彩為誘惑，但反式脂肪、飽合脂肪、糖和精製碳水化合物等含量很高，容易導致發胖，壞膽固醇積累，引發各種慢性疾病如心腦血管疾病、糖尿病等。

素食有益健康

在眾多的食療方法之中，素食療法為其中最悠久，以及為人所共知的方式之一。素食是指每日飲食中，以植物性食物為主，減少或拒絕食用動物類食品。當今無論是東方還是西方，中醫還是西醫，提倡以素食為主者，人數愈來愈多。同時愈發達、愈注意生活質量的地區，素食者就愈多。而在經濟較差、人們健康意識較落後的地區，則有很多人仍保持食肉愈多愈好，認為素食沒營養的觀念。

中國自古至今養生修道的人多為素食者，當中長壽者亦較多。習練武功的素食者肌肉強健，而素食的運動員，耐力更持久優秀，更易創造好成績。這是由於食用動物類食品，易致高脂肪、高膽固醇、高熱量，以及心腦血管疾病。素食者則由於可減少不必要的脂肪吸收，故較少有過度肥胖和患上心腦血管疾病。

一般認為：肉食者有勁，素食者文弱，這種觀念應當改變。牛、馬、駱駝等被人類利用的有力的動物都是草食動物。奧運會是全世界最高水平的競技賽場，卻成了素食者表現強勁體魄的地方！第一屆奧林匹克運動會游泳冠軍茂林羅斯就是位素食者，他的速度驚人，耐力超強，是最負盛名的運動家之一，他的出現掀起了西方運動員吃素的熱潮。世界十七名頂尖運動員，包括曾六度拿到鐵人三項冠軍的史考特和職業美式足球選手席爾，他們都是吃全素或基本吃素。

2015 年 3 月，《美國醫學會雜誌》報道，美國一次大規模醫學研究顯示，素食者能大大減少某些癌症的風險。而早一些的研究也揭示，素食能降低很多疾病的發病率，包括某些癌症、心臟病、糖尿病、高血壓、肥胖等疾病。在七年多的追蹤期，在 77,659 名調查樣本中發現了 380 例直腸癌，和 110 例結腸癌患者，樣本中以素食和魚肉為主者結腸癌、直腸癌的發病率降低了 43%，素食的人結腸和直腸癌的發病率比肉食對照組低 22%。

素食的主要種類

素食是以穀類、種子和雜糧為主食，副食則以蔬菜、水果豆類及其製品、菇蕈類、海藻類和植物油為主要食物。這種以穀類為主、蔬果等為副的食物結構，適合人的生理功能和解剖構造，消化吸收全面。其中含藏了很多防癌物和抑制癌細胞生長的元素，是科學的防癌飲食方式。

穀類、種子及雜糧

穀類、種子及雜糧類食物含有豐富的維他命E和纖維素；最近一項以兩萬人為對象的研究顯示，血液中維他命E含量高，則會降低罹患各類癌症的危險性。維他命E對乳癌和肺癌也有預防的功能。

穀類中的纖維素能增進胃腸蠕動、促進食物消化吸收和疏通腸道、保證大便通暢。使不利於腸道的膽酸、膽固醇及代謝等含有毒素產物分解，隨糞便排出，有利於胃癌、結腸癌的預防。

蔬菜水果

蔬菜水果中的維他命C，能幫助人體合成一種「生理性透明質酸酶抑制劑」（PHI）。這種物質能增加人體細胞的高黏性，而構成阻礙癌細胞侵害人體的有效屏障。另外天然維他命C對某些化學致癌物質如亞硝酸鈉，也能阻礙其在人體內合成亞硝酸，減少癌症的發生。

天然維他命A對上皮細胞的分化起着重要的作用，能抑制癌腫，防止上皮組織癌變。

十字花科蔬菜中所含的多種成分，具有抑制癌細胞的生長繁殖作用。蘿蔔和瓜類蔬菜中所含的干擾素誘發劑，是提高人體免疫功能的重要物質，能增強抗癌機能。

海藻

海藻類食物含有豐富的碘和鈣，碘能消除甲狀腺腫，防止甲狀腺癌。經現代臨床證實，將海帶的加熱抽取物予以濃縮，再清除雜質，即產生一種多醣體為主要成分的物質，有 90% 的制癌效果。

紫菜具有優良的散結解毒作用，可分解人體各種硬結組織，防止腫瘤發生。裙帶菜所含的多醣體類、子葉類的物質具有強化免疫系統功能及抑制癌細胞生長之作用。

菇蕈

據科學實驗，各種食用的菇蕈類均含有多醣體物質，具有免疫活性，能提高人體免疫力，增加人體對癌症及其他疾病的抵抗力。另外，各種食用菇蕈類還含有干擾素誘發劑，可促進機體產生干擾素，增強免疫機能，抑制癌細胞生長，產生防癌抗癌作用。

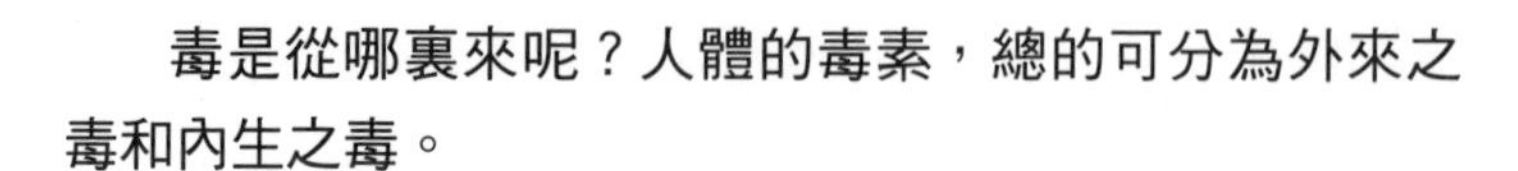

毒是從哪裏來呢？人體的毒素，總的可分為外來之毒和內生之毒。

外來之毒是來自體外的，如自然界中存在的細菌、病毒、寄生蟲、工業廢氣、食品污染、化學藥品、噪音、電磁波、超聲波等物理化學毒素，大自然的六氣太過或不及如風、寒、暑、濕、燥、火的過度或不及，都是對人有傷害的外來之毒。

內生之毒是人在生命過程中產生的代謝產物和廢物；在正常情況下，人體的新陳代謝會通過呼吸、排泄、消化、循環等過程將這些毒素排出，如果不能及時排出，則使毒素積蓄在人體中，對健康造成危害。

我們的身體內經常會有的很多毒素，如果不了解這些毒，或是不能及時排毒，都會對人體不利，有些會導致嚴重的疾病。中醫學中有「邪盛即謂毒」的說法，即所有對人身有害之物都是毒。例如，在人身中存在或積蓄的痰飲、寒濕、瘀血、氣鬱、火氣、腫物等等，都是人身中之「邪」，也就是人體之「毒」；中醫的許多治療方法，也因設法祛除這些毒而隨之產生，例如化痰逐飲，散寒除濕，活血化瘀，行氣解鬱，消熱泄火等等。

針對人體內積聚的外來之毒和內生之毒，不同毒素，中醫有許多治療方法，只要對症下藥，不難排出毒素，最重要反而是及早查察，找出毒素積聚之處，及時確診以用藥。

有許多毒素，也表現為「上火」及出現各種疾病的症狀，例如發熱、發冷、疼痛、便秘、痰咳，積聚、腫塊等等。

上面提及人體毒素分為外來及內生之毒，這些毒素可積存於體內各個臟腑，以下講解各臟器內如有毒素積聚的常見表徵，以助大家慎察及加以預防。

五臟排毒養生

人體內最重要的即屬五臟，如果五臟失常、失和，就會導致不同的疾病發生，所以要及早認識五臟失常有哪些表現。

毒素積聚危害心神

毒素積聚易煩躁失眠

人體外來之毒，除我們認識到的細菌、病毒、廢氣、污染、化學藥品、噪音等外，甚至包括天氣變化過急形成的風、寒、暑、濕、燥等，均屬外來之毒。而人體內生之毒，則更是難以避免。內生之毒是指人在生命過程中，所產生的代謝產物和廢物。在正常的情況下，人體的新陳代謝會通過呼吸、排泄、消化、循環等過程，將這些毒素排出體外，但如果不能及時排出，使令毒素積蓄在人體內，即易對健康造成嚴重傷害。

毒素積聚可影響身體多個器官，如毒素入心，可造成以下常見表現，如煩燥、焦慮、神志不清、昏迷、昏睡、狂亂等，屬於神志異常。如形成瘡瘍火毒、疔瘡熱毒，則可致毒氣攻心。如造成舌紅舌腫、口舌生瘡，及舌上有大紅點等，則為熱毒乘心。如有胸痛、胸悶、心痛、胸部刺痛等，可能是寒濕之邪犯心或氣滯血瘀引起。同時，許多身體發熱、出血均與熱毒犯心有關，而患者亦多會兼有失眠、多夢、心悸、心慌氣短等問題。

● 心臟有毒素的常見表現

❶ 神志異常，如煩躁、焦慮、神志不清、昏迷、昏睡、狂亂、失眠等。

❷ 瘡瘍火毒、疔瘡熱毒，均可致毒氣攻心。

❸ 舌紅舌腫、口舌生瘡、舌上有大紅點等，為熱毒乘心。

❹ 胸痛胸悶、心悸、心痛、胸悶刺痛等，可能是寒濕之邪犯心或氣滯血瘀等。

❺ 許多發熱、出血，與熱毒犯心有關。

❻ 心慌、氣短、多夢、易醒等。

毒素積聚肝脾受害

以下再講解一下肝臟和脾臟受毒素影響下會發生甚麼問題。

如屬溫熱之邪或痰毒時邪等侵襲肝臟，最常見者為引發病毒性肝炎，而眩暈、癲癇、震顫等多與風之毒邪犯肝有關。患者會有情緒抑鬱、心情壓抑或易怒、常有無名之火。同時手足、四肢易抽筋、指甲粗糙凹凸不平，或突起棱線、眼睛紅、血絲多或有口苦等。女性則兩脇易有隱痛、脹痛，或有乳腺增生、經期乳房脹痛、痛經等。男性如有小腹痛，或小腹牽引睪丸墜脹作痛，多有寒毒犯肝有關。

肝臟有毒素的常見表現

❶ 溫熱之邪或疫毒侵襲，最常見的為病毒性肝炎。

❷ 偏頭痛、眩暈、癲癇、震顫等多與風之毒邪犯肝有關。

❸ 情緒抑鬱、心情壓抑、易發怒氣等。

❹ 乳腺增生、經期乳房脹痛、痛經等。

❺ 少腹痛，或少腹牽引睾丸墜脹作痛，多與寒毒犯肝有關。

❻ 手或足、四肢抽筋，指甲表面凸凹不平，或突起棱線，多與肝主助的功能受毒素危害有關。

❼ 目赤腫痛或目內障、翳膜等。

脾臟受影響者，會有肥胖、肌肉少、贅肉多，肌肉鬆弛又缺乏彈性。加上火熱、燥毒等都可影響運化導致便秘，而便秘又造成毒素積聚的惡性循環。關節疼痛、白帶增多、小便黃濁等，多與濕毒及運化功能差有關。另外，會有口唇和頭髮變白、少血色、口唇乾裂、脫皮，及鼻頭紅、酒渣鼻或面色晦暗、眼袋明顯等表徵。患者也易有腹瀉、腹脹、食慾不振、精神差等消化吸收功能異常問題。

● 脾臟有毒素的常見表現

❶ 肥胖痰濕之毒堆積，影響到脾的消化吸收功能而不能及時排出。

❷ 便秘，火、熱、燥毒等都可影響脾的運化而致便秘，而便秘又造成毒素的進一步大量蓄積。

❸ 關節疼痛、白帶增多、小便黃濁等，多與濕毒有關。

❹ 面色晦暗、濕疹等多與濕濁之毒有關。

❺ 腹瀉、脘腹脹滿等消化吸收的功能異常。

熱毒積聚損肺腎

當肺臟和腎臟受毒素影響，可對全身多個器官，尤其是呼吸道和腎功能造成損害。當肺臟有毒素積存或運作失常，即易引發外感、發熱發冷、咽痛、周身疼痛等表徵。且易有咳嗽、多痰、流涕、噴嚏、鼻塞、氣促、胸悶、氣喘。皮膚也會變差，顯得無光澤、皮膚粗糙、乾燥、容易過敏、出斑疹和痕癢，甚至引發痤瘡、青春痘。個人情感上也會顯得悲觀和多愁善感。

● 肺臟有毒素的常見表現

❶ 外感發熱、發冷、咽痛、周身疼痛等表症。

❷ 咳嗽、多痰、氣促、胸悶、水氣喘呼等。

❸ 流涕、噴嚏、鼻塞、痤瘡、青春痘等。

❹ 皮膚無光澤、皮膚粗糙、乾燥、皮膚易過敏、起斑疹、瘙癢等。

而腎臟受毒素影響下，則會因濁毒內生而未能排出，而增加患上慢性腎功能衰竭尿毒症的機會，並全身出現水腫。若濕熱毒蓄於膀胱，則會有尿色黃赤、灼熱刺痛、小便頻密；如寒毒直中腎臟，更會有四肢冰冷、脈微神昏。加上腎虛者易疲勞、頭暈耳鳴、腰痠腿軟、遺精陽痿，女性則月經量少，或月經不調、經血色暗。患者外觀也同受影響，牙齒變得鬆動、牙齦萎縮、牙齦外露增多、頭髮乾枯無光澤，脫髮等。部分患者更會記憶力減退，性格變得膽小、缺乏自信等。

腎臟有毒素的常見表現

1. 慢性腎功能衰竭尿毒症，是典型的溺毒，濁毒內生而未能排除的表現。
2. 水腫，全身水腫或下肢更甚。
3. 若濕熱毒蓄於膀胱，常見尿色黃赤、灼熱刺痛、小便頻數、點滴餘瀝。
4. 邪毒犯腎可引起腎虛見疲勞、頭暈耳鳴、腰痠腿軟、遺精、陽痿。
5. 月經量少，或月經不調、經血色暗。
6. 寒毒直中腎臟，可見四肢厥冷、脈微神昏。

日常生活注意解毒排毒

注重睡眠保障休息

長期睡眠不足，熬夜晚睡會使得新陳代謝紊亂，內分泌失調。肝臟是最大的解毒排毒器官，而好的睡眠就是補肝保肝，加速肝臟造血，解除和排出各種毒素，全面強健身體器官的各種機能，恢復正常新陳代謝和內分泌功能，毒素自然無法停留積聚。

適當運動

運動促進新陳代謝，縮短糞便在腸道停留的時間，減少毒素的吸收，促進毒素的排出。適當運動，在運動中出汗，使毒素從汗液中排出。

流汗是排除皮下毒素的好方法，隨着汗液的排除，會加速血液循環，促進新陳代謝，加快毒素排出；因此，不妨加強有氧運動。體質好者應每日或至少每週兩次 30 分鐘以上的慢跑或快步走。而適當泡溫泉、蒸桑拿也可以起到流汗排毒，淨化血液和排毒的作用。

每天清晨到戶外呼吸新鮮空氣，做適合自己的適當運動，是排毒的良好方法之一。

合理飲食

● 要注意合理飲食

飲食的份量和質量都要注意。飲食要節制，拒絕暴飲暴食，吃飯只吃八分飽，預防消化不良。盡量選擇新鮮的食品，減少進食加工食品，避免攝入大量食品添加物。避免油膩厚味，注意少鹽少糖等。

在食品種類的選擇上，一定注意保持食品的多樣，保證能經常吃一些粗糙的食物，幫助消化系統排毒。

● 多吃纖維性食品

便秘是影響排毒的重要因素，而宿便之所以會留在人體內就是因為腸道的蠕動能力不夠；如果平時多吃些富含纖維質的食物，比如糙米、蔬菜、水果能幫助排便。富含纖維素或葉綠素的食物也具有解毒排毒功能，多吃有助於消除體內積累的毒性物質，在毒素由肝臟排除被小腸吸收之前，讓其附着在纖維食物和葉綠素上，並隨着大便排除體外，能減少毒素的積累效應。

● 多吃排毒食品

如白菜、菠菜、韭菜、紅蘿蔔、南瓜、番茄、番薯、大豆、大蒜、海帶、綠豆等。

多吃水果

新鮮水果大都有幫助機體解毒和排毒的作用，被稱為體內「清潔劑」，經常吃水果可以促進毒素排泄，減少毒素吸收，具淨化臟腑，平衡體液的作用。鮮果汁進入體內消化系統後會使血液呈鹼性，溶解沉澱於細胞內的毒素，使之隨尿液排泄掉，有助於清除體內堆積的毒素和廢物。而且水果普遍熱量較低，不會有發胖的危險。

多喝水促進排毒

多喝水，使體內毒素從尿中排出。早上空腹喝一杯白開水，稀釋血液，有助於血液中的毒素排出。老年人由於生理反應差，在不感到口渴時也應補充水分。

在早晨起床時喝溫開水，還可以促進大小便排除，有清洗大腸和小腸的作用。人體重量的約 60% 是水。水喝多了，尿就會多，就可以稀釋血液中的毒素，減輕腎臟的負擔。

排泄是人體排毒的重要方法之一，足夠的水分能沖洗體內的毒素，減輕腎臟的負擔，是排毒最自然和簡便的方法。日常生活中，不要等到口渴才去喝水，在工作的間隙，喝杯水休息一下，都是良好的辦法。

保持大便通暢

養成每天定時大便的習慣，時間到了，不管有沒有便意，都要去解大便，使糟粕之物排泄出去。便秘會使糞便在大腸中停留過久而產生毒素，易患腸癌。每天排便 1 到 3 次都是正常的。要保持大便通暢，常吃多吃粗糧和富含纖維素的蔬菜和水果。

纖維素是最好的清腸通便劑。纖維素高的蔬菜很多，例如韭菜、菠菜、茼蒿、莧菜、大白菜、通菜、馬鈴薯、南瓜、竹筍等等。水果和蔬菜應經常吃。

戒煙、戒酒，避免刺激性的食物

煙酒是造成體內積毒最主要最直接的原因之一，排毒養顏最好的辦法就是盡量避免和節制飲酒、戒煙、減少刺激性食物攝入。

生冷、刺激性的食物盡量少吃，例如生魚片、海鮮、冰鎮飲料、辣椒等。

食物排毒

除了藥物排毒，日常食物也是可用的排毒方法。

肝臟是解毒的重要器官，所以必須減緩肝臟的超負荷工作。需要控制肉類、乳製品、鹽和糖、食物添加劑、防腐劑、飽和脂肪、酒和油炸食品的攝入量。以米、麵為主食，不宜過飽避免加重消化負擔。

起床後補充水分

清晨可飲用白開水或檸檬水、淡鹽水，稀釋血液濃度，清潔腸胃，有利健康。也可以促進腎臟的循環，激發一天良好的新陳代謝。

鮮果汁和鮮菜汁

鮮果汁和不經煮炒的鮮菜汁是人體內的「清潔劑」，能解除體內堆積的毒素和廢物。當一定量的鮮果汁或鮮菜汁進入人體消化系統後，會中和調整血液 pH 值，將積聚的毒素稀釋，再經過排泄系統排出體外。

常見的蔬菜和水果都有排毒解毒作用，例如：獼猴桃（奇異果）、柑橘、蘋果、菠蘿、青瓜、菠菜、捲心菜（椰菜）、芹菜、番薯、南瓜、番茄、白菜、蘿蔔等等，可以每次選 2-3 種蔬菜水果混合打汁飲用。

綠豆湯

綠豆性涼，可清熱解毒祛火，常飲用則有解毒排毒作用，促進機體正常代謝。綠豆是常用來解多種食物或藥物中毒的一味中藥，在日常飲食中可多吃些綠豆湯、綠豆粥、綠豆芽。除了體質過於虛寒的患者，一般都可食用。

菌類食物

菌類食物例如黑木耳、冬菇等食用菇類有清潔血液和解毒的功能。蘑菇能幫助排泄體內毒素，促進機體的正常代謝。

海藻類食物

海藻類食物有海帶、紫菜等，據《本草綱目》記載，有健脾、養血、排毒作用，有助於代謝體內多餘的膽固醇、脂肪等。

茶葉

茶葉的解毒作用，早在《神農本草經》中就有記載：「神農嘗百草，一日遇七十二毒，得茶而解之。」茶葉性涼，味甘苦，有清熱除煩、消食化積、清利減肥、通利小便等作用，茶葉具有加快體內有毒物質排泄的作用。

青瓜

青瓜味甘，性平，是清熱解毒、涼血潤膚、利水消腫、生津止渴的食物。青瓜所含的丙氨酸，能促進人體新陳代謝，排出毒素；所含維他命 C 的含量比西瓜高 5 倍，能美白皮膚，使其保持彈性，抑制黑色素的形成。

苦瓜

苦瓜味甘、苦，性涼，有解毒排毒、養顏美容的作用。《本草綱目》記載苦瓜「除邪熱，解勞乏，清心明目。」

苦瓜含有苦瓜素、維他命 C、胡蘿蔔素、茄紅素等，可協助代謝體內毒素，激發體內免疫系統防禦功能，清除體內有害物質。

加工食品對健康的影響

速食品對於很多青少年和忙碌的工作人士來說，成為生活中必不可缺少的食品了。常見的速食品、人造食品有哪些呢？比如：即食麵、即食火腿、速食餅乾、急凍餃子以及越來越多五花八門的即食食品等等。這些東西雖然方便快捷，但是相信我們都明白，即食品一定不能多吃，裏面含有的化學添加劑是相當多的，長期食用會造成慢性疾病和明顯的危害。

一些廉價的即食品雖然感覺包裝精美，但是其加工的方法和過程可能十分不安全。所謂即食品，其保質日期都會相對較長時間；因此，其中必然含有化學防腐劑和添加劑。使用過多，就會造成身體的器官機能受損、體質變差、容易發胖等症狀的發生。

醃製類食物

鹹菜種類繁多，例如榨菜，是大家都喜歡吃的醃製食品，食用榨菜不可過量；因榨菜含鹽量高，食用過多可使人易患高血壓，加重心臟負擔，引發心力衰竭，出現全身浮腫等。

各類鹹菜都含有大量鹽分，有些還含有防腐劑。吃鹹菜首先是攝入大量食鹽，這對身體是極為不利的，長期食入食鹽過多，對身體造成許多不利的影響。

有害因素

01 可能導致高血壓，腎負擔過重，與鼻咽癌等癌症有關。

02 對胃腸道黏膜有損害。

03 易得潰瘍和發炎。

汽水類食品

各種汽水都是百分之百非天然性的，其中的成分除了水之外沒有一樣對身體有益。美國哈佛大學經調查發現，經常大量飲用碳酸飲料的青少年，其發生骨折的危險是其他青少年的3倍。研究人員認為，其中的原因可能在於碳酸飲料中所含磷酸成分影響了骨質沉澱，從而對骨骼生長產生了副作用。碳酸飲料除了在炎熱的天氣時，有較好的解渴作用外，對人身體幾乎沒有甚麼好處，多喝更有壞處。

以可樂為代表的碳酸飲料剛開始面世時，因其口感好，產生的氣體能把胃裏的熱量帶出來，給人舒適和興奮的感覺。喝習慣後，人們就會對碳酸飲料產生一定的依賴性。實際上，碳酸飲料沒有任何營養價值。

應盡量少喝碳酸飲料，尤其是兒童、婦女以及老人，最好不喝。

有害因素

01 可能含有咖啡因，長喝上癮；對消化道有刺激。
02 含磷酸、碳酸，會帶走體內大量的鈣。
03 無蛋白質等，缺乏營養。
04 含糖量過高，喝後有飽脹感，影響正餐，長期飲用會發胖。

即食類食品

即食麵又名方便麵，因為它具有方便、省時、經濟的特點，已成為廣大消費者理想的快餐食品，更是大多數學生的必備食物之一。

即食麵含大量食品添加劑，它們分別起到加色、漂白、調節口感、防止氧化、延長保存期等多種功能。

以下簡單列舉即食麵中幾種添加劑，探討這些成分對人體的危害：

有害因素

01 鹽分過高，含防腐劑、香精。
02 只有熱量，沒有營養。

鹽：一包即食麵含鹽6克，而我們每天食鹽的攝取量是8克左右；所以，即食麵含鹽量明顯偏高，吃鹽過多易患高血壓，且損害腎臟。

磷酸鹽：磷酸鹽可以改善即食麵的味道。但是，人體攝磷過多，會使體內的鈣無法充分利用，容易引起骨折、牙齒脫落和骨骼變形。

油脂：即食麵都用油炸過，油炸後可減去麵中水分，能延長保存期。但這些油脂經過氧化後變為「氧化脂質」，它積存於血管或其他器官中，加速人的老化速度，並引起動脈硬化，易導致腦出血、心臟病、腎病等。

抗氧化劑：即食麵從製成到消費者手中，短的一兩個月，長的達一兩年，其中添加的抗氧化劑和其他化學藥品已經在慢慢地變質，對人體有害無益。

經常吃即食麵會帶來營養不全面的危機。即食麵的主要成分是麵粉和油脂，此外調味包內還有些味精、食鹽、油脂、辣椒粉等。有些所謂「好吃看得見」的即食麵，再加上一小包乾製的蔬菜小顆粒或極少量的細小肉末，並不完全具備蛋白質、脂肪、碳水化合物、礦物質、維他命、水和纖維素等人體所必需的七種營養物質。麵經過油炸，原本富含的維他命B也被徹底破壞了。即食麵基本上只能夠提供人體活動所需要的熱量。由於即食麵只有主食沒有菜餚，要想吃飽往往需要增加進食的份量；結果導致攝入過多碳水化合物和脂肪。因此，經常食即食麵，結果必然造成脂肪量、熱量的長期過多攝入，從而導致肥胖，並促使心臟病、糖尿病、高血脂、高血壓等與肥胖相關的疾病的發生。同時，由於其他營養物質的長期缺乏，又會造成營養不良，從而又會導致另外一系列的疾病的發生如頭暈、乏力、心悸、精神不振等，嚴重者可出現體重下降，肌肉萎縮等營養缺乏之表現。

即食麵只適用於應急，不能當作長期的、天天吃的食品。

餅乾類食品

餅乾類食品一般糖分含量高，熱量高而其他營養成分少；此外含有大量食品添加劑，含有反式脂肪酸，增加患心血管疾病、動脈硬化的風險，以及造成記憶力的下降，少量食用無礙，長期大量當作日常食品則無益。

有害因素

01 食用香精和色素過多。
02 嚴重破壞維他命。
03 熱量過多、營養成分低。

油炸類食品

有害因素

01 長期大量食用與心腦血管疾病發病有關。
02 含致癌物質。
03 破壞維他命，使蛋白質變性。

薯條，是典型的油炸澱粉食品。衛生部門有關資料指出，澱粉類食品在超過 120℃高溫的烹調下容易產生丙烯醯胺（Acrylamide），而動物試驗結果顯示丙烯醯胺是一種可能致癌物。丙烯醯胺是一種化學物質，是生產聚丙烯醯胺的原料，可用於污水淨化等工業用途。職業接觸人群的流行病學觀察表明，長期低劑量接觸丙烯醯胺者會出現嗜睡、情緒和記憶改變、幻覺和震顫等症狀，且伴有出汗、肌肉無力等末梢神經病症。建議公眾改變以油炸和高脂肪食品為主的飲食習慣，以減少丙烯醯胺對人體的潛在危害。

衛生部門食品污染物監測結果顯示，經高溫加工的澱粉類食品（如油炸薯片和油炸薯條）中丙烯醯胺含量較高，其中薯類油炸食品中丙烯醯胺平均含量高出穀類油炸食品 4 倍。長期食用油炸食品較多，有潛在危害。

早在 2009 年，世界衛生組織及聯合國糧農組織食品添加劑聯合專家委員會警告公眾關注食品中的丙烯醯胺，並呼籲採取措施減少食品中的丙烯醯胺含量，確保食品的安全性。

丙烯醯胺對人體有很多危害，但偶爾食用油炸類食品對身體的危害並不會很大；這個過程與吸煙可能誘發肺癌一樣，是一個毒性長期積蓄的過程，長期食用會對健康造成威脅。

此外，油炸類食品所含熱量與脂肪極高，長期攝取也會導致肥胖或一些相關疾病，如糖尿病、冠心病和高脂血症等。據醫學有關研究，動脈粥樣硬化等心腦血管疾病的發病率越來越高，在一定程度上，與美式連鎖快餐店的油炸食品有關。

加工肉類食品

有害因素

01 含三大致癌物質之一：亞硝酸鹽。
02 含大量防腐劑。

火腿腸是很多人經常食用的加工肉類之一。鮮艷的顏色、彈性的口感、肉香的味道、合格的蛋白質含量，這些全都與豬肉無關！發色劑、防腐劑、香料、肉皮、動物內臟、豬血、大豆分離蛋白等都被塞進各種各樣的腸衣內，使得有肉類的感覺。

火腿腸含亞硝酸鈉，攝入後進入血液與血紅蛋白結合，使氧合血紅蛋白變為高鐵血紅蛋白，使血紅蛋白失去攜氧能力，導致組織缺氧，含大劑量時可中毒。此外，火腿腸所含防腐劑、色素、高鹽、高油都是不利因素。

罐頭類食品

有害因素

01 破壞維他命，使蛋白質變性。
02 熱量過多，營養成分低。
03 含有大量添加劑。

罐頭中加入添加劑是為了使食品的味美，在加工過程中，罐頭中加入的添加劑包括香料、色素、人工調味劑等。

據了解，罐頭加工後損失維他命 C 大約有 10%-60%，維他命 B_1 損失 20%-80%，維他命 B_2 與維他命 PP 損失大約 10%，泛酸損失 20%-30%，維他命 A 損失 15%-20%。各種大量添加劑，高糖類代糖類添加劑，也造成許多危害。

因此，市場上的罐頭類食品，在營養和衛生方面都存在一定的缺陷，不能代替新鮮的蔬菜和水果，兒童不適合大量吃罐頭。

冷凍甜品類食品

雪糕、雪條和各種冷凍甜品是夏天很受歡迎的食品。雪糕是以水、牛奶、奶粉、奶油（或植物油脂）、糖等為主，加入食品添加劑等製成。因含較高奶油、高糖，易導致肥胖，降低食慾，並刺激胃腸道。

如果一次性吃幾條或幾盒冷凍食品，會造成對消化系統的不良影響，虛寒體質者可能會腹瀉、嘔吐等。

有害因素

01 含奶油極易引起肥胖。
02 含糖量過高影響正餐。
03 含有大量添加劑。

蜜餞類食品

果脯、話梅和蜜餞類食物含有亞硝酸鹽，在人體內可結合胺，形成潛在的致癌物質亞硝酸胺；含有香精等添加劑可能損害肝臟等臟器；含有較高鹽分，可能導致血壓升高和腎臟負擔加重。蜜餞在加工過程中，需要長時間熬製，新鮮水果所含的維他命類等營養成分，基本上已被全部破壞。

有害因素

01 含三大致癌物質之一：亞硝酸鹽。
02 鹽、糖等過高，含大量防腐劑、香精等添加劑。

燒烤類食品

世衛組織稱吃燒烤危害等同吸煙。美國一家研究中心的報告說，吃一個烤雞腿就等同於吸 60 支煙的毒性。常吃燒烤的女性，患乳腺癌的危險性要比不愛吃燒烤食品的女性高出 2 倍。專家解釋說，由於肉直接在高溫下進行燒烤，被分解的脂肪滴在炭火上，再與肉裏蛋白質結合，就會產生一種叫苯丙芘（Benzopyrene）的致癌物質。如果經常食用被苯丙芘污染的燒烤食品，致癌物質會在體內蓄積，有誘發胃癌、腸癌的危險。

有害因素

01 含大量「苯丙吡」為三大致癌物質之一。
02 破壞維他命等成分。
03 導致蛋白質炭化變性。
04 可能感染寄生蟲。

同時，燒烤食物中還存在另一種致癌物質——亞硝胺（Nitrosamine）。亞硝胺的產生源於肉串烤製前的醃製環節，如果醃製時間過長，就容易產生亞硝胺。

此外，據美國有關研究結果顯示，食用過多的燒製熏烤的肉食可能受到寄生蟲等疾病的威脅；因為燒烤食物外焦內嫩，有的肉裏面還沒有熟透，若是不合格的肉，食者可能會感染上寄生蟲病。還會影響青少年的視力，造成眼睛近視。

肉類在烤爐上燒烤，維他命和氨基酸遭到破壞，蛋白質發生變性，嚴重影響這些營養的攝入。肉類中的核酸在「梅拉德」反應（Maillard Reaction）中，大多數氨基酸在加熱分解時產生基因突變物質，這些基因突變物質可能會導致癌症的發生。

經過燒烤，食物的性質偏向燥熱，加之孜然、胡椒、辣椒等調味品都屬熱性食材，很是辛辣刺激，會大大刺激胃腸道蠕動及消化液的分泌，有可能損傷消化道黏膜，熱毒內蘊。

人造食品

在許多大超市裏大量銷售的果凍是典型的人造食品，幾乎全部用添加劑製造，沒有任何天然食物原料。雖然果凍的味道和外形等比較受歡迎，但一定不能多吃，不能經常吃。

有害因素

01 含大量食品添加劑。
02 無營養成分。

想健康，要吃天然食物

那麼要問，我們應該吃甚麼？因為每天吃的就是這些東西啊！

有位患者，年齡僅為 29 歲，因為工作忙碌，日常長期一日三餐都是進快餐店，或吃即食食品，每日大量飲用冰鎮飲料，從來只喝飲料不喝水，自以為是生活現代化的摩登香港小姐。但是幾年下來，常感乏力，以為工作忙，也未在意。之後有一天，由於十多天沒有大便，而去醫院就診。醫院的醫生開始並未過分在意，想用灌腸等方法通大便，但反覆進行仍不能大便，只好做進一步的檢查，結果發現腸中有巨大的腫瘤堵塞腸道而不能排便。不得已只能進行手術，切除腫瘤和受影響的相當一部分大腸。但是手術無法切除乾淨全部腫瘤，在腹膜、腹腔中，已有大量的密密麻麻的腫瘤轉移病灶。排便問題暫時短期緩解後，手術部位腫瘤復發，再發生堵塞梗阻，大量轉移病灶的腫瘤也增大，導致腹痛、嘔吐、大便不通等。醫院告知無法再治療，才在萬般無奈下，前來尋找另外的治療方法。

對於吃甚麼的問題，回答是：**回歸自然**，回到幾十年前的生活狀態，吃天然食品，少去眾多使用添加劑、防腐劑等的餐館。回到幾十年前比較窮的生活狀態，那時的癌症、糖尿病、高血脂等等疾病遠遠沒有現在這麼多，各類商家包括顧及信譽的藥廠也沒有那麼貪婪黑心，瘋狂地為創造巨大利益為目的而生產的食品、藥品也遠遠沒有現在那麼多。

飲食與抗癌

民以食為天，無論甚麼樣的治療方法，都應該重視一日三餐的飲食。如果飲食安排合理，癌症危險可明顯減少。50 年前，美國胃癌死亡率很高，日本是世界胃癌發病率最高的國家，現在都明顯下降，飲食控制是其中重要因素。上海近 30 年肉蛋攝入明顯上升，脂肪佔總熱量比例明顯上升，腫瘤死因由第 7 位上升至第 1 位。因此，預防和治療癌症，都要十分重視飲食對人體的作用。

對於癌症患者的飲食原則，並非按照常規的營養學那樣，依疾病的不同而限制鹽分或蛋白質，或減少熱量之類的做法；而是要使已經患病、患癌，或容易患病、患癌的身體狀態，藉由日常的飲食，改變身體素質，提高免疫功能，需要使身體能夠改變異常的病理狀態，增強自身原本具有的自然治癒力。此外，不讓有利於各種毒素及癌細胞的毒物進入體內也很重要。

排除體內毒素是維護健康的重要方面，除了養成良好的生活習慣和積極樂觀的生活態度，還可以透過平日的飲食攝取，有效減少各種毒素在體內堆積，下面介紹一些有助於健康和排毒的食物。

避免大量肉食及所謂的高營養

唐代名醫孫思邈的《千金方》中說到：「凡欲治療，先以食療，食療不癒，後乃用藥爾。」

在生命修復中醫藥防治的同時，配合合理的食療是有益的。食療的目的是在給予足夠食物的同時，提高機體的抗病能力，促進病人的康復。故《黃帝內經》說:「穀肉果菜，食養盡之，無使過之，傷其正也。」在扶正補慮的總則指導下，對病患者和癌症病人的食療應做到營養化、多樣化、均衡化。正如《黃帝內經》所云：「五穀為養，五果為助，五畜為益，五菜為充。」失之偏頗，則有害無益。

本人在 90 年代時，提出了癌症患者應該以素食為主，抗癌最忌高營養（指大量動物蛋白的攝入），令大量遵守這個原則的患者得到了實際效果和收穫。但也有一些患者或家屬，尤其是香港的患者，是更加注意多吃肉食，會提問說，這樣的飲食沒有營養怎麼辦？我常常回答說，目前不是缺少營養，而是營養過剩。高動物蛋白、紅肉等高營養對這樣的病情是有害的，當時有些人也許不以為然。但時至當今，愈來愈多的國際癌症專家、教授、知名研究者，都指出高動物蛋白及所謂的高營養是與癌症的發生、發展、轉移有明確關係的。那些還讓病人大量進食牛羊豬等肉類，要求進食大量高營養補品的醫生，應該醒悟了。

現代人由於資源豐富，高動物性的飲食模式極為普遍，這導致愈來愈多人患上關節炎、痛風、肥胖、中風、早衰、肝病、胃病、肺病、內分泌紊亂，以及癌症等疾病。其實，人類自身的解剖結構和生理功能，並不如老虎等肉食動物般適合進食大量肉類，相反更貼近素食動物。人體不但消化系統結構異於肉食性動物，各種消化酶等多種內分泌物質，也遠遠不及肉食動物。同時，人體的排毒功能遜於老虎、貓等肉食動物，較難排出肉類中的毒素。

動物被屠宰時，由於恐懼、疼痛，身體會分泌出許多毒素，人類食用後有可能導致慢性中毒，大量的毒素可損害人體腎臟、肝臟等，而肉類也會加重消化吸收系統的負擔，相反，素食則更易於消化和吸收。

此外，對人類有重大貢獻和智慧的卓越人物，多屬提倡素食者，例如中外不同宗教的領袖；科學家牛頓、愛因斯坦；文學家莎士比亞、蕭伯納、托爾斯泰、孔子、孟子、老子等，均認為素食更健康。如果對完全素食有太多的擔心和疑慮，一時難以解決，那麼聰明的建議應該是：以素食為主，減少食肉，方為健康食療的大方向。

多食蔬果

蔬果含有豐富的維他命、礦物質以及能使代謝正常運作的抗癌成分，應該經常攝取，有助於維護正常的新陳代謝，阻止惡性細胞的發展。

蔬菜的防癌功效一直是各國科學家研究的熱點。美國有專家研究指，多吃椰菜花的人患腸癌、肺癌的風險會小得多；而英國科學家則證實了西蘭花的抗癌功效。

日本對蔬菜的防癌功效有更全面詳細的研究。他們對 26 萬人的飲食生活習慣進行了追蹤調查，最終發現，蔬菜具有一定的防癌作用，並從高到低排出了 20 種對腫瘤有抑制效應的蔬菜，分別是：熟紅薯（番薯）、生紅薯（番薯）、蘆筍、椰菜花、捲心菜（椰菜）、西蘭花、芹菜、茄子皮、甜椒、紅蘿蔔、金針菜、薺菜、番茄、大葱、大蒜、黃瓜和白菜。

一些常用的蔬菜如十字花科蔬菜（西蘭花、椰菜花、白菜、小白菜、油菜、甘藍、芥菜等），以及富含硫化物的蔬菜（大蒜、洋葱、韭菜等），含有豐富的螯合物，可以在體內與毒素結合，然後排出體外。有些含大量食用膳食纖維的食物，包括大豆、燕麥、魔芋、紅薯、蘋果、雪蓮果、芹菜、蘿蔔、菌類、藻類、堅果種子等，能解除便秘，清除血脂。

番茄有助預防前列腺癌、乳腺癌的功效。研究人員指出，番茄中的番茄紅素能促進一些具有防癌、抗癌作用的細胞因子的分泌，激活淋巴細胞對癌細胞的殺傷作用。同時，研究表明，攝入適量的番茄紅素還可降低前列腺癌、乳腺癌等癌症的發病率，對胃癌、肺癌也有預防作用。

十字花科蔬菜可預防胃癌。椰菜花、西蘭花等十字花科蔬菜中含有的硫甙葡萄甙類化合物，能夠誘導體內生成一種具有解毒作用的酶。

不同蔬果的作用各異，最好的方法還是根據中醫藥學中，對於不同的植物怎樣適合不同的患者需要而進行辨證分析為好。筆者認為，蔬菜的作用不會是非常強大的，也是不能夠代替中藥材的，用蔬菜、水果來防癌抗癌之處在於長期注意合理的生活習慣和飲食，以食物為主要食品，而不是以肉類為主要食品。

少食或不吃之物

現代不少食物，由於處理加工不當，均含有不同種類的致癌物質。以下為幾種常見、易含致癌物的食品，讀者可依此避免進食。

- **煙燻食品**：經過加熱和煙燻製作的食品，如燻魚、燻肉、燻蛋、燻豆腐乾等，均容易含有苯並芘等致癌物質。
- **霉變食物**：某些食物在溫熱、高濕度的環境下很易發霉，例如大米、小麥、豆類、粟米、花生等，有機會產生致癌物質黃曲霉菌素。
- **儲存食物**：如冰箱中放置較長時間的食物：有些食物存放在冰箱中過長時間，也有一定的危險，如熟白菜、酸菜、酸豆角等，易產生亞硝酸鹽。
- **反覆加熱的食品**：如反覆加熱的剩餘食品和反覆燒開的水等，可能含亞硝酸鹽，進食或飲用後易生成致癌物質亞硝酸胺。
- **隔夜食物**：如吃剩的隔夜雞蛋、綠葉菜、雪耳等亞硝酸鹽含量較高，隔夜茶最好不要飲用。
- **鹹魚**：因魚類經過長期醃製，已失去新鮮食用價值，鹹魚能產生二甲基亞硝酸鹽，進食後在體內可以轉化為二甲基亞硝酸胺，此為致癌物質。有些魚在醃製前就已不新鮮，或有腐壞，加鹽醃製後雖掩蓋了腐壞的氣味，但會產生其他有害物質。有些食物加鹽醃製後，雖能夠長期保存，但仍不適宜經常或大量食用。
- **蝦醬**：加鹽醃製後，雖能較長期保存，但同樣易產生二甲基亞硝酸鹽，人體進食後可於體內轉化為二甲基亞硝酸胺，對人體有害。
- **與上述類似加工過程的食物**：鹹菜、臘腸、火腿、鹹蛋等，均不適宜大量長期食用，應盡量避免食用。

- **燒烤食物：**如烤羊肉串、烤羊肉、燒烤牛肉、烤鴨、烤鵝等，均含有致癌物質，尤其是用炭烤方式烹煮的食物，易引起消化道癌腫如胃癌、腸癌等。
- **油炸食物：**煎炸食物能產生致癌物質多環芳烴。此外，煎炸時如使用已重複使用的食油，在多次高溫反覆加熱下，也容易產生致癌物質，如炸油條等食物應可免則免。

熟知性味歸屬，強調辨證施食

從古到今，中國人都有藥食同源的概念。幾百年前的中醫聖典《神農本草經》、《本草綱目》等記載所有的食物都屬於中藥的範疇。

食物都有寒熱溫涼、辛甘苦酸鹹四性五味之別。熱證宜寒涼，寒證宜溫熱；五味入口，各有所歸，甘入脾，辛入肺，鹹入腎，苦入心，酸入肝。

四性五味	食物
辛味溫散	如生薑、葱白
甘味和緩	如山藥、芡實、飴糖
淡味滲利	如冬瓜、薏苡仁
酸味收澀	如烏梅、山楂
鹹味軟堅	如海藻、昆布、牡蠣等

人的體質都有陰陽偏勝、寒熱虛實之不同。想將食療作為對疾病輔助治療方法之一，食療就必須符合辨證施治原則，要因病而異，因人而異，不能千篇一律。如辨證為毒熱壅盛、邪火內熾之證，患者症見熱象，就不能投以大熱、溫熱的食物，而應以清涼、瀉火之類加以調整。

日常生活中的藥食品種

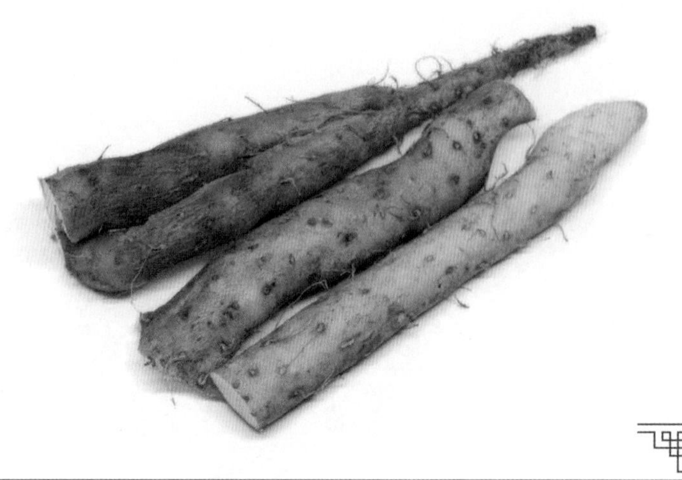

山藥

【別名】淮山、淮山藥、薯蕷。以河南博愛、沁陽、武陟、溫縣等地所產質量最優，習稱「懷山藥」。

【性味】性平、味甘，歸脾、肺、腎經。

【功效】益氣養陰、健脾益胃、補肺固腎、益智強身。

【宜忌】一般男女老幼，身體虛弱者均宜食用，有助健脾胃、補肺腎、改善脾虛食少、久瀉便溏、肺虛咳喘、腎虛帶下，以及尿頻等問題。同時久服也有滋養肌膚、健美益智等作用。如有實邪者，則須慎食。

醫籍論述

- 李杲：「仲景的八味丸用乾山藥是因為本藥性涼而能補，亦治皮膚乾燥，以此物潤之。」
- 《醫經溯洄集》：「乾山藥，雖獨入手太陰經，然其功亦能強陰，且手太陰為足少陰之上原，原既有滋，流豈無益。」
- 《本草正》：「山藥，能健脾補虛，滋精固腎，治諸虛百損，五勞七傷。」
- 《藥品化義》：「山藥，溫補而力不峻猛，微香而不燥烈，循循有調肺之功，治肺虛久咳何其穩當。因其味甘氣香，用之助脾，治脾虛腹瀉，怠惰嗜臥，四肢困倦。」

- 《神農本草經》列為上品，謂其「主傷中、補虛羸、除寒熱邪氣、補中、益氣力、長肌肉。久服耳目聰明、輕身、不飢、延年。」
- 《名醫別錄》增入「主頭面游風、風頭眼眩、下氣、止腰痛、補虛勞羸瘦、充五臟、除煩熱、強陰。」
- 五勞七傷、袪冷風、止腰痛、鎮心神、安魂魄、開達心孔、多記事、補心氣不足。
- 《日華子本草》謂其「助五臟、強筋骨、長志安神、主泄精、健忘。」
- 《本草綱目》概括本品具有「益腎氣、健脾胃、止泄痢、化痰涎、潤皮毛」的功效。

養生食療

❶ 治痰氣喘急：山藥搗爛半碗，入甘蔗汁半碗，和勻，頓熱飲之。(《簡便單方》)

❷ 治小便多，滑數不禁：白茯苓（去黑皮），千山藥（去皮，白礬水內湛過，慢火焙乾用之）。上二味，各等分，為細末，稀米飲調服。(《儒門事親》)

❸ 治濕熱虛泄：山藥，蒼朮等分，飯丸，米飲服。(《瀕湖經驗方》)

❹ 山藥具有滋潤清補、平和宜人、補而不燥的功效。不論男女老幼，身體強弱者，均適宜食用補身，有助強化脾胃功能、進補肺腎。同時其色白入肺、味甘歸脾、液濃滋腎，可常服多服。宜用生山藥煮汁或煮食，或與其他食物配伍，益智強身。其食療適合不同人士服用。

❺ 因多數的癌症患者，身體較為虛弱，或經化療、電療後變得體弱無力、形容消瘦。可用淮山煲湯飲用，或煮粥食用。由於其補而不燥的特質，適用於癌症復康期服用。

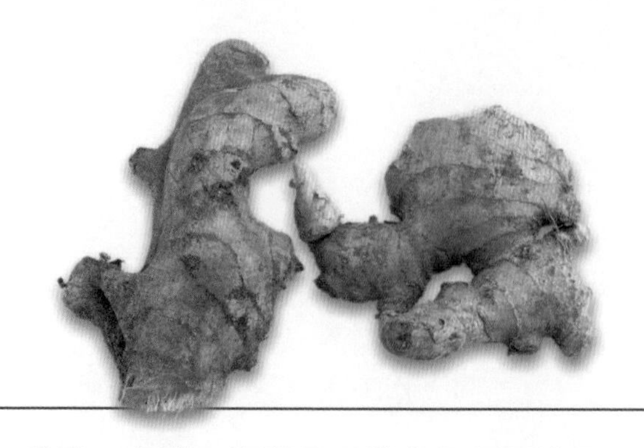

生薑

【別名】子薑、黃薑、老薑。生薑是日常食品和調味品，又是一味常用的中藥。

【性味】性溫，味辛。

【功效】具有發汗散寒、溫胃止嘔、祛痰解毒等功效。

【宜忌】一般適用於感受風寒者食用，或有寒疾、胃寒等問題，均可於日常飲食中食用。有陰虛內熱，或內火偏盛、目疾、糖尿病、孕婦、痔瘡、瘡瘍者則須少食或慎食。

醫籍論述

- 《神農本草經》乾薑條下云：「主胸滿咳逆上氣、溫中、止血、出汗、逐風濕痹、腸澼下利、生者優良、久服去臭氣、通神明。」可見當時二者未加區別入藥。
- 《本草綱目》謂「薑，辛而不葷，去邪辟惡」、「解食野禽中毒」。可以配蔬菜肉類，可當水果或當藥，好處很多。
- 《本草經疏》：「生薑與乾薑的氣味沒有不同，清痰、止嘔、出汗、散風、祛寒、止瀉、導滯優於乾薑。」
- 《本草經集注》增補其「歸五臟、祛風邪寒熱……止嘔吐、去痰下氣、除風濕寒熱」。
- 《本草拾遺》謂：「生薑汁解毒。」
- 《本草從新》：「煨薑，和中止嘔，生薑會過於發散，乾薑會過於燥烈。薑汁『救暴卒』。」
- 《名醫別錄》謂其「主傷寒頭痛鼻塞、咳逆上氣」。
- 《藥性論》亦認為「主痰水氣滿、下氣，生與乾並治嗽、療時疾、止嘔吐不下食。」

- 《醫學啟源》謂：「制厚朴、半夏毒。」
- 《日用本草》謂：「解菌蕈諸物毒。」
- 《丹溪心法附餘》謂：「凡中風、中暑、中氣、中毒、中惡、乾霍亂，一切卒暴之病，用薑汁與童便服，立可解散。」
- 成無己：「薑、棗味辛甘，專行脾之津液而和營衛，藥中用之，不獨專用於發散。」
- 李杲曰：「孫真人云，薑為嘔家聖藥。蓋辛以散之，嘔乃氣逆不散，此藥行陽而散氣也。俗言上床蘿蔔下床薑，薑能開胃，蘿蔔消食也。」
- 《藥性類明》：「生薑去濕，只是溫中益脾胃，脾胃之氣溫和健運，則濕氣自去矣。其消痰者，取其味辛辣，有開豁沖散之功也。」
- 《藥品化義》：「生薑辛竄，善豁痰利竅，止寒嘔，去除穢氣，通達神明。」

養生食療

1. 治感冒風寒：生薑五片，紫蘇葉一兩。水煎服。（《本草匯言》）
2. 治嘔吐，百藥不差：生薑一兩，切如綠豆大，以醋漿七合，於銀器煎取四合，空腹和滓旋呷之。（《食醫心鏡》）
3. 治冷痰嗽：生薑二兩，餳糖一兩。水三碗，煎至半碗，溫和徐徐飲。（《本草匯言》）
4. 治胃氣虛，風熱，不能食：薑汁半雞子殼，生地黃汁少許，蜜一匙頭。和水三合，頓服。（《食療本草》）
5. 治諸瘡痔漏，久不結痂：生薑連皮切大片，塗白礬末，炙焦研細，貼之勿動。（《普濟方》）
6. 治赤白癜風：生薑頻擦之良。（《易簡方》）
7. 治跌撲傷損：薑汁和酒調生面貼之。（《易簡方》）

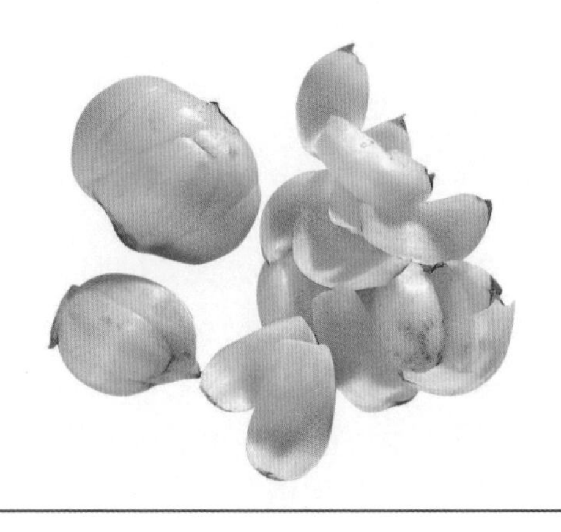

百合

【別名】山蒜花、山蒜頭、摩羅、中逢花。
【性味】味甘、微苦，性平。
【功效】清心除煩，寧心安神，潤肺止咳。
【宜忌】中寒二便滑泄者忌之。

醫籍論述

◆ 百合可藥食兩用，據《本草綱目》所記載，其葉短而闊，微似竹葉，白花四垂者。採其鱗莖後剝片，甘平無毒。因以其眾瓣所合成，故名為百合。日常可以其用作食用材料，味道殊美。

◆《本草經疏》：「百合，主邪氣腹脹。所謂邪氣者，即邪熱也。邪熱在腹故腹脹，清其邪熱則脹消矣。解利心家之邪熱，則心痛自瘳。腎主二便，腎與大腸二經有熱邪則不通利，清二經之邪熱，則大小便自利。甘能補中，熱清則氣生，故補中益氣。清熱利小便，故除浮腫，臚脹。痞滿寒熱，通身疼痛，乳癰，足陽明熱也；喉痹者，手少陽三焦、手少陰心家熱也；涕，淚，肺肝熱也；清陽明三焦心部之熱，則上來諸病自除。」

◆《本草述》：「百合之功，在益氣而兼之利氣，在養正而更能去邪，故李氏謂其為滲利和中之美藥也。如傷寒百合病，《要略》言其行住坐臥，皆不能定，如有神靈，此可想見其邪正相干，亂於胸中之故，而此味用之以為主治者，其義可思也。」

◆《本經逢原》：「百合，能補土清金，止嗽，利小便。仲景百合病，兼地黃用之，取其能消瘀血也。《本經》主邪氣腹脹心痛，亦是散積蓄之邪。其日利大小便者，性專降泄耳。其日補中益氣者，邪熱去而脾胃安矣。」

♦ 《本草從新》：「朱二允：久嗽之人，肺氣必虛，虛則，宜斂。百合之甘斂，甚於五味之酸收也。」

養生食療

❶ 治咳嗽不已，或痰中有血：款冬花，百合（培，蒸）等分。上為細末，煉蜜為丸，如龍眼大。每服一丸，食後臨臥細嚼，薑湯咽下，噙化尤佳。（《濟生方》百花膏）

❷ 治支氣管擴張，咯血：百合二兩，白芨四兩，蛤粉二兩，百部一兩。共為細末，煉蜜為丸，每重二錢，每次一丸，日三次。（《新疆中草藥手冊》）

❸ 治肺病吐血：新百合搗汁，和水飲之，亦可煮食。（《衞生易簡方》）

❹ 治背心前胸肺幕間熱，咳嗽吸痛，咯血，惡寒，手大拇指循白肉際間上肩背軍胸前如火焰：熟地，生地，歸身各三錢，白芍，甘草各一錢，桔梗，元參各八分，貝母，麥冬，百合各錢半。如咳嗽，初一，二服，加五味子二十粒。（《慎齋遺書》百合固金湯）

❺ 治肺熱煩悶：新百合四兩，用蜜半盤，拌和百合，蒸令軟，時時含如棗大，咽津。（《聖惠方》）

❻ 治肺癰：白花百合，或煮或蒸，頻食。拌蜜蒸更好。（《經驗廣集》百合煎）

❼ 治天皰濕瘡：生百合搗塗，一、二日即安。（《瀕湖集簡方》）

❽ 治耳聾，耳痛：乾百合為末，溫水服二錢，日二服。（《千金方》）

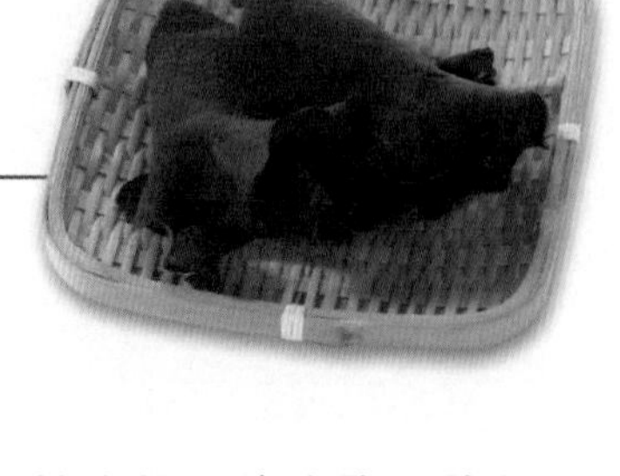

木耳

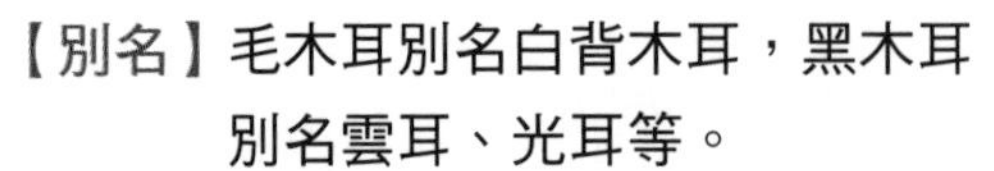

【別名】毛木耳別名白背木耳，黑木耳別名雲耳、光耳等。

【性味】味甘，性平，歸胃、大腸經。

【功效】補氣養血、滋腎養胃，能抗血凝、抗血栓、降血脂、降低血黏度。

【宜忌】大便溏稀者忌。

醫籍論述

- 《藥性論》：「蕈耳，古槐，桑樹上者良。能治風，破血，益力。其餘樹上多動風氣，發痼疾，令人肋下急，損經絡背膊悶。次柘木者良。」
- 《唐本草》：「緒耳人常食，槐耳用療痔，榆，柳，桑耳此為五耳。軟者並堪啖。」
- 《綱目》：「木耳各木皆生，其良毒亦必隨木性，不可不審，然今貨者，亦多雜木，惟桑，柳，楮，榆之耳為多。」

養生食療

❶ 治新久泄利：乾木耳一兩（炒），鹿角膠二錢半（炒）。為末。每服三錢，溫酒調下，日二。（《御藥院方》）

❷ 治血痢日夜不止，腹中㽲痛，心神麻悶：黑木耳一兩，水二大盞，煮木耳令熟，先以鹽，醋食木耳盡，後服其汁，日二服。（《聖惠方》）

❸ 治崩中漏下：木耳半斤，炒見煙，為末。每服二錢一分，頭髮灰三分，共二錢四分，好酒調服出汗。（《孫天仁集效方》）

❹ 治眼流冷淚：木耳一兩（燒存性），木賊一兩。為末。每服二錢，以清米泔煎服。（《惠濟方》）

冬蟲夏草

【別名】中華蟲草、冬蟲草、蟲草、爐草、雅札貢布。

【性味】性溫，味甘。

【功效】補虛損、益精氣、止咳化痰。
強於治痰飲喘嗽、虛喘、癆嗽、咯血、自汗盜汗、陽痿遺精、腰膝痠痛及病後久虛不復元。

【宜忌】有表邪者須慎用，非每人皆合之材。

醫籍論述

- 《藥性考》：「秘精益氣，專補命門。」
- 《柑園小識》：「以酒浸數枚啖之，治腰膝間痛楚，有益腎之功。」
- 《本草從新》：「保肺益腎，止血化痰，已勞嗽。」
- 《綱目拾遺》：「潘友新雲治膈症，周兼士雲治蠱脹。」
- 《本草正義》：「冬蟲夏草，始見於吳氏《本草從新》，稱其甘平，保肺、益腎、補精髓，止血化痰，已勞嗽。近人恆喜用之，皆治陰虛勞怯，咳嗽失血之證，皆用吳氏說也，然卻未見其果有功效。《四川通志》明謂之溫暖，其說甚是，又稱其補精益髓，則盛言其功效耳，不盡可憑也。趙氏又引潘友新說，入房中藥用，周兼士亦謂其性溫，治蠱脹，近日種子丹用之云云。則此物補腎，乃興陽之作用，宜於真寒，而不宜於虛熱，能治蠱脹者，亦脾腎之虛寒也。趙氏又引《文房肆考》，稱孔裕堂之弟患怯而汗大洩，盛夏密室猶畏風寒，以此和作餚饌，食之而愈，則此之怯症，洵是真寒之證，大汗亡陽，而常畏寒，本是當用參、附者，乃冬蟲夏草能愈之，其溫補又可知。此種虛勞，恰與陰虛勞怯咳嗽痰紅之相火上凌者相反，乃吳氏竟謂其止血化痰已勞嗽，遂使今人如法施治，而相火愈肆，甚至咳愈甚而血愈多，不於釜中注水，而但於釜底添薪，苟其陰血未枯，則泛溢沸騰，不盡不止；若果津液已竭，惟有燔灼的成灰而已。趙氏所引諸家之說極多，皆言其興陽溫腎，獨《從新》則曰甘平保肺，不知何所見而云然。」

- 《綱目拾遺》：「張子潤雲，夏草冬蟲若取其夏草服之，能絕孕無子，猶黃精、鉤吻之相反，殆亦物理之奧雲。」
- 《重慶堂隨筆》：「冬蟲夏草，具溫和平補之性，為虛瘧、虛痞、虛脹、虛痛之聖藥，功勝九香蟲。凡陰虛陽亢而為喘逆痰嗽者，投之悉效，不但調經種子有專能也。周稚圭先生云，須以秋分日采者良。雄謂夏取者可治陽氣下陷之病。」

養生食療

❶ 治病後虛損：夏草冬蟲三、五枚，老雄鴨一隻，去肚雜，將鴨頭劈開，納藥於中，仍以線紮好，醬油酒如常蒸爛食之。（《綱目拾遺》）

❷ 治虛喘：冬蟲夏草五錢至一兩，配老雄鴨蒸服。（《雲南中草藥》）

❸ 治貧血，陽痿，遺精：冬蟲夏草五錢至一兩，燉肉或燉雞服。（《雲南中草藥》）

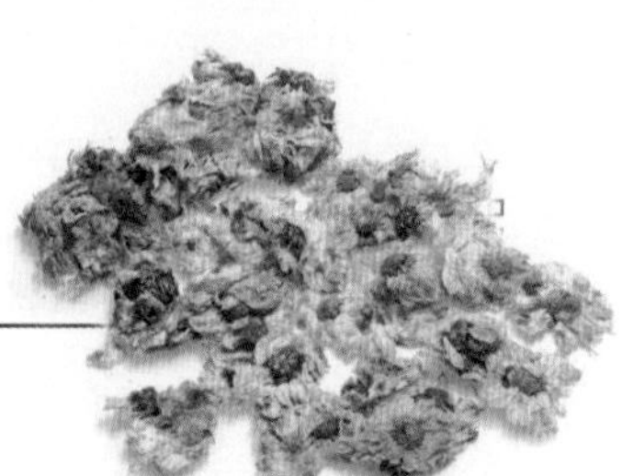

菊花

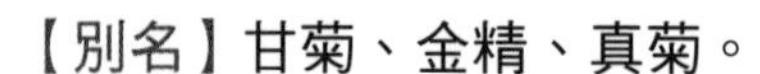

【別名】甘菊、金精、真菊。

【性味】甘苦、涼。

【功效】疏風、清熱、明目及解毒。治頭痛、暈眩、目赤、心胸煩熱，以及可療瘡解腫毒。

【宜忌】氣虛胃寒，食少而泄瀉患者，不宜常用菊花作食療或入藥。

醫籍論據

- 《綱目》：「菊花，昔人謂其能除風熱，益肝補陰，蓋不知其尤多能益金、水二臟也，補水所以制火，益金所以平木，木平則風息，火降則熱除，用治諸風頭目，其旨深微。」

♦《本草衍義補遺》：「菊花，能補陰，須味甘者，若山野苦者勿用，大傷胃氣。」

♦《本草新編》：「甘菊花，氣味輕清，功亦甚緩，必宜久服始效，不可責以近功，惟目痛驟用之，成功甚速，余則俱於緩始能取效也。近人多種菊，而不知滋補之方間有用之者。又取作茶茗之需，以為明目也。然而甘菊不單明目，可以大用之者，全在退陽明之胃火。蓋陽明內熱，必宜陰寒之藥以瀉之，如石膏、知母之類，然石育過於大峻，未免大寒以損胃氣，不若用甘菊花至一、二兩，同元參、麥冬共劑之，既能平胃中之火，而不傷胃之氣也。」

♦《本草便讀》：「甘菊之用，可一言以蔽之，日疏風而已。然雖系疏風之品，而性味甘寒，與羌、麻等辛燥者不同，故補肝腎藥中可相需而用也。」

♦《藥品化》：「甘菊，取白色者，其體輕，味微苦，性氣和平，至清之品。《經》曰，治溫以清。凡病熱退，其氣尚溫，以此同桑皮理頭痛，除餘邪。佐黃蔑治眼昏，去翳障。助沙參疔腸紅，止下血。領石斛、扁豆，明目聰耳，調達四肢。是以肺氣虛，須用白甘菊。如黃色者，其味苦重，清香氣散，主清肺火。凡頭風眩暈，鼻塞熱壅，肌膚濕痹，四肢游風，肩背疼痛，皆繇肺氣熱，以此清順肺金，且清金則肝木有制。又治暴赤眼腫、目痛淚出。是以清肺熱須用黃甘菊。」

♦《本草經百種錄》：「凡芳香之物，皆能治頭目肌表之疾。但香則無不辛燥者，惟菊不甚燥烈，故於頭目風火之疾，尤宜焉。」

♦《本草經疏》：「菊花專制風木，故為去風之要藥。苦可泄熱，甘能益血，甘可解毒，平則兼辛，故亦散結，苦人心、小腸，甘人脾、胃，平辛走肝、膽，兼入沛與大腸。其主風頭眩、腫痛、目欲脫、淚出、皮膚死肌、惡風、濕痹者，諸風掉眩，皆屬肝木，風藥先人肝，肝開竅於目，風為陽邪，勢必走上，血虛則熱，熱則生風，風火相搏故也。腰痛去來陶陶者，乃血虛氣滯之候，苦以泄滯結，甘以益血脈，辛平以散虛熱也。其除胸中煩熱者，心主血，虛則病煩，陰虛則熱收於內，故熱在胸中，血益則陰生，陰生則煩止，苦辛能泄熱，故煩熱並解。安腸胃，利五脈，調四肢，利血氣者，即除熱，祛風，益血，入心，入脾，入肝之驗也。生搗最治瘵瘡，血線疔尤為要藥，瘵者風火之毒也。」

養生食療

❶ 風熱頭痛：菊花，石膏，川芎各三錢。為末。每服一錢半，茶調下。（《簡便單方》）

❷ 熱毒風上攻，目赤頭旋，眼花面腫：菊花（焙），排風子（焙），甘草（炮）各一兩。上三味，搗羅為散。夜臥時溫水調下三錢匕。（《聖濟總錄》菊花散）

❸ 眼目昏暗諸疾：蜀椒（去目並閉口，炒出汗，一斤半搗羅取末）一斤，甘菊花（末）一斤。上二味和勻，取肥地黃十五斤，切，搗研，絞取汁八、九斗許，將前藥末拌浸，令勻暴稍乾，入盤中，攤暴三、四日內取乾，候得所即止，勿令大燥，入煉蜜二斤，同搗數千杵，丸如梧桐子大。每服三十丸，空心日午，熟水下。（《聖濟總錄》夜光丸）

❹ 肝腎不足，虛火上炎，目赤腫痛，久視昏暗，迎風流淚，怕日羞明，頭暈盜汗，潮熱足軟：枸杞子，甘菊花，熟地黃，山萸肉，懷山藥，白茯苓，牡丹皮，澤瀉。煉蜜為丸。（《醫級》杞菊地黃丸）

❺ 肝腎不足，眼目昏暗：甘菊花四兩，巴戟（去芯）一兩，蓯蓉（酒浸，去皮，炒，切，焙）二兩，枸杞子三兩。上為細末，煉蜜丸，如梧桐子大。每服三十丸至五十丸，溫酒或鹽湯下，空心食前服。（《局方》菊睛丸）

❻ 疔瘡：白菊花四兩，甘草四錢。水煎，頓服，渣再煎服。（《外科十法》菊花甘草湯）

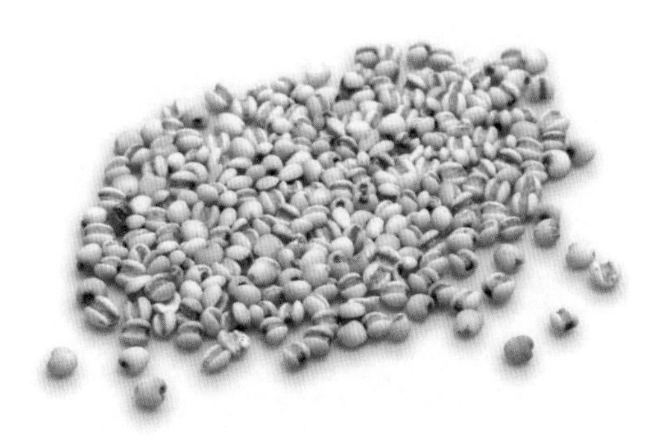

薏苡米

【別名】薏珠子、回回米、菩提珠、藥玉米、益米等。薏苡仁又稱米仁、薏米及苞米，因為形似珍珠，歷代有以珠為名的別稱，如菩提珠、珍珠米及膠念珠等。早於中國的藥學名著《神農本草經》中已有記載。

【性味】性微寒，味甘、淡。入脾、胃、肺經。

【功效】健脾補肺、利濕清熱、補中益氣、益肺抗癌。

【宜忌】一般人均可服食，尤其浮腫、大便溏瀉或癌腫患者更適宜食用。凡病大便燥、小水短少，脾虛無濕者忌之，妊娠禁用。

醫籍論述

◆《本草綱目》云：「薏苡仁陽明藥也，能健脾，益胃。虛則補其母，故肺痿肺癰用之。筋骨之病，以治陽明為本，故拘攣筋急，風痺者用之。土能生水除濕，故泄痢水腫用之。」

◆《本草經疏》云：「薏米性燥能除濕，味甘能入脾補脾，兼淡能滲濕，故主筋急拘攣不可屈伸及風濕痺，除筋骨邪氣不仁，利腸胃，消水腫令人能食。濕邪去則脾胃舒暢，脾胃舒暢則中焦可以有序運行，則可以榮養四肢，可以通利血脈。」

◆《本草正說》：「薏米性微降，可治咳嗽唾膿，利膈開胃，因為其性涼，則可以清熱利氣止煩渴。」

- 《藥品化義》：「薏米味甘氣和，清中濁品，能健脾陰，大益腸胃。主治脾虛洩瀉，致成水腫，風濕筋緩，致成手足無力，不能屈伸。蓋因濕勝則土敗，土勝則氣復，腫自消而力自生。取其入肺，滋養化源，用治上焦消渴，肺癰腸癰。又取其味厚沉下，培植下部，用治腳氣腫痛，腸紅崩漏。若咳血久而食少者，假以氣和力緩，倍用無不效。」
- 《本草新編》：「薏仁最擅長利水，不會損害真陰，凡是下身有濕，最適合使用。」

養生食療

❶ 治風濕痹氣，肢體痿痹，腰脊酸疼：薏苡仁一斤，真桑寄生，當歸身，川續斷，蒼朮（米泔水浸炒）各四兩。分作十六劑，水煎服。（《廣濟方》）

❷ 治久風濕痹，補正氣，利腸胃，消水腫，除胸中邪氣，治筋脈拘攣：薏苡仁為末，同梗米煮粥，日日食之。（《綱目》意苡仁粥）

❸ 去風濕，強筋骨，健脾胃：薏苡仁粉，同曲米釀酒，或袋盛煮酒飲之。（《綱目》薏苡仁酒）

❹ 治水腫喘急：郁李仁二兩。研，以水濾汁，煮薏苡仁飯，日二食之。（《獨行方》）

❺ 肺癰咯血：薏苡仁三台。搗爛，水二大盞，人酒少許，分二服。（《濟生方》）

❻ 治腸癰：薏苡仁一升，牡丹皮，桃仁各三兩，瓜瓣人二升。上四味，以水六升，煮取二升，分再服。（《千金方》）

❼ 治消渴飲水：薏苡仁煮粥飲，並煮粥食之。（《綱目》）

海藻

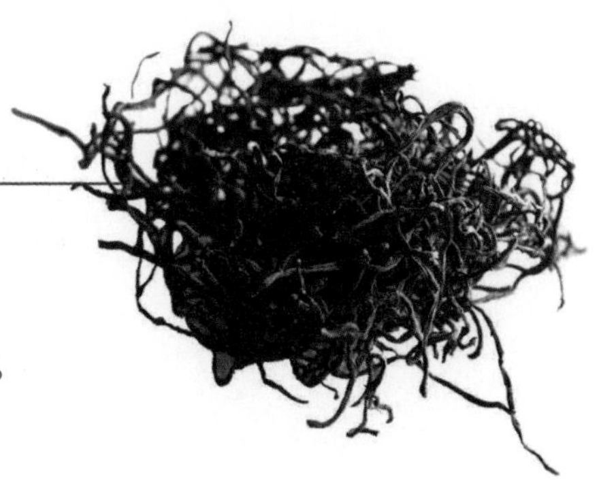

【別名】海蘿、烏菜、海帶花。
【性味】味鹹，性寒。
【功效】軟堅、消痰、利水、泄熱。
【宜忌】脾胃虛寒蘊濕者忌服。

醫籍論據

- 張元素：「海藻治癭瘤馬刀諸瘡屬於堅而不潰者。」
- 《內經》：「性味鹹可以軟堅化結。」
- 《本草綱目》有云：「海藻，鹹能潤下，寒能泄熱引水，故能消癭瘤、結核、陰潰之堅聚，而除浮腫、腳氣、留飲、痰氣之濕熱，使邪氣自小便出也。」
- 《本草崇原》：「海藻性味苦鹹，其性寒潔，故主治經絡外內之堅結。癭瘤結氣，頸下硬核痛癰腫，乃經脈不和而病結於外也。癥瘕堅氣，腹中上下雷鳴，乃經脈不和而病結於內也。海藻形如亂髮，主通經脈，故治十二經水腫，人身十二經脈流通，則水腫自愈矣。」

養生食療

1. 治頷下瘰鬁如梅李：海藻一斤，酒二升。漬數日，稍稍飲之。（《肘後方》）
2. 治蛇盤瘰鬁，頭項交接者：海藻菜（以蕎麵炒過），白僵蠶（炒）等分。為末，以白梅泡湯，和丸，梧子大。每服六十丸，米飲下，必泄出毒氣。（《世醫得效方》）
3. 治石癭，氣癭，勞癭，土癭，憂癭：海藻（洗），龍膽，海蛤，通草，昆布（洗），礬石（枯），松蘿各三分，麥曲四分，半夏。上為末，酒服方寸匕，日三。忌鯽魚，豬肉，五辛，生菜諸雜毒物。（《三因方》破結散）

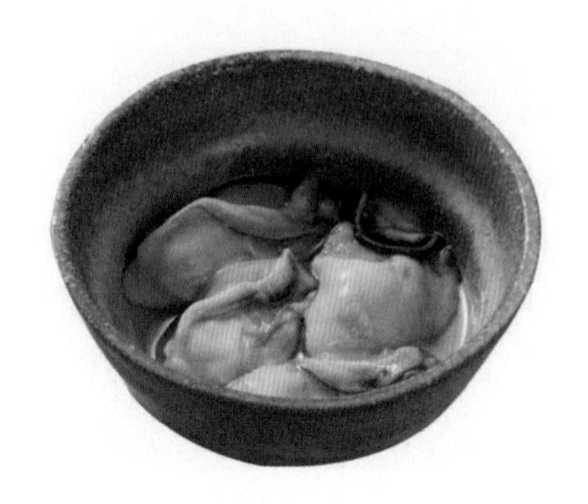

牡蠣（蠔）

【別名】生蠔。廣東、福建、山東沿海的河口，內灣有養殖，全年可採收，一般以個大、整齊，裏面光潔者為佳。

【性味】鹹、澀、微寒，歸肝、腎經。

【功效】平肝潛陽、收斂固澀，軟堅散結，鎮驚安神。

【宜忌】脾胃虛寒，慢性腹瀉便池者不宜多吃。

醫籍論據

- 牡蠣首載於《神農本草經》，列為上品。對其功用、主治，《神農本草經》記載：「治傷寒、寒熱、溫瘧洒洒、驚恚怒氣、除拘鼠瘻、女子帶下赤白。久服，強骨節、殺邪氣、延年。」
- 張仲景《傷寒論》、《金匱要略》中已有十方應用牡蠣，以牡蠣命名者六首。
- 至《名醫別錄》則詳細論述了牡蠣的主治、功用，謂牡蠣「主除留熱在關節榮衞、虛熱去來不定、煩滿、止汗、心痛氣結、止渴、除老血、澀大小腸、止大小便、治泄精、喉痹、心脅下痞熱。」
- 《本草拾遺》則有「主大人小兒盜汗……去陰汗」的記載。
- 《藥性論》言其還能「除風熱、止痛。」《海藥本草》亦謂本品「主男子遺精、虛勞乏損、補腎正氣……去煩熱、治傷寒熱痰、補養安神、治驚癇。」
- 張元素：「壯水之主，以制陽光，則渴飲不思，故蛤蠣之類能止渴也。」

♦《本草經疏》：「牡蠣味鹹平，氣微寒，無毒，入足少陰、厥陰、少陽經，其主治傷寒寒熱，溫瘧洒洒，驚恚怒氣，留熱在關節去來不定，煩滿，氣結心痛，心脅下痞熱等證，皆肝膽二經為病。二經冬受寒邪，則為傷寒寒熱；夏傷於暑，則為溫瘧洒洒；邪伏不出，則熱在關節去來不定；二經邪鬱不散，則心脅下痞；熱邪熱甚，則驚恚怒氣，煩滿氣結心痛。此藥味鹹氣寒，入二經而除寒熱邪氣，則營衛通，拘緩和，而諸證無不瘳矣。」

養生食療

❶ 治一切渴：大牡蠣不計多少，黃泥裹煅通赤，放冷為末，用活鯽魚煎湯調下一錢匕，小兒服半錢匕。（《經驗方》）

❷ 治小便數多：牡蠣五兩（燒灰），童便三升。煎至二升，分三服。（《乾坤生意》）

❸ 治小便淋閟，服血藥不效者：牡蠣，黃柏（炒），等分。為末，每服一錢，小茴香湯下取效。（傅滋《醫學集成》）

❹ 治崩中漏下赤白不止，氣虛竭：牡蠣，鱉甲各三兩。上二味，治下篩，酒服方寸匕，日三。（《千金方》）

❺ 治盜汗及陰汗：牡蠣研細粉，有汗處撲之。（《經驗方》）

❻ 治一切瘰鬁：1. 牡蠣（煅）四兩，玄參三兩。搗羅為末，以麵糊丸如桐子大，早晚食後，臨臥各服三十丸，酒下。（《經驗方》）
2. 牡蠣粉五錢，和雞膽汁為膏貼之。（《脈因證治》）

❼ 治胃酸過多：牡蠣，海螵蛸各五錢，浙貝母四錢。共研細粉，每服三錢，每日三次。（《山東中草藥手冊》）

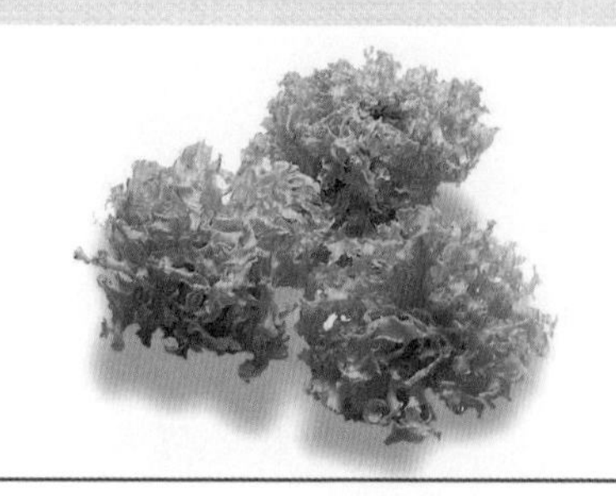

銀耳（雪耳）

【別名】白木耳、雪耳。屬真菌銀耳的子實體，屬於食用菌的一種。子實體為白色或帶黃色、半透明，呈雞冠狀，有平滑柔軟的膠質皺狀物，扁薄捲縮如葉狀的瓣片，寄生於朽腐的樹木上。

【性味】性平。

【功效】滋陰潤肺、養胃潤腸、安神定志、延年養容。銀耳性平無毒，有「菌中之冠」的美稱，以往歷代王族將之視為「延年益壽之品」、「長生不老良藥」，屬於名貴的營養滋補佳品，又是扶正強壯的補藥。

【宜忌】風寒咳嗽者忌用。

醫籍論述

- 《本草再新》：「潤肺滋陰。」
- 《本草問答》：「治口乾肺痿，痰鬱咳逆。」
- 《飲片新參》：「清補肺陰，滋液，治勞咳。」
- 《增訂偽藥條辨》：「治肺熱肺燥，乾咳痰嗽，衄血，咯血，痰中帶血。」

養生食療

❶ 潤肺，止咳，滋補：白木耳二錢，竹參二錢，淫羊藿一錢。先將白木耳及竹參用冷水發脹，次取出，加水一小碗及冰糖，豬油適量調和，最後取淫羊藿稍加碎截，置碗中共蒸，服時去淫羊藿渣，參、耳連湯內服。（《貴州民間方藥集》）

❷ 銀耳南杏雪梨糖水及銀耳煲瘦肉湯，乃民間家常的食用方法，銀耳亦是冬日臘八節製作臘八粥的八種食材之一。

❸ 食療作用包括改善體虛、補心血、止咳潤肺、防患便秘及養顏。

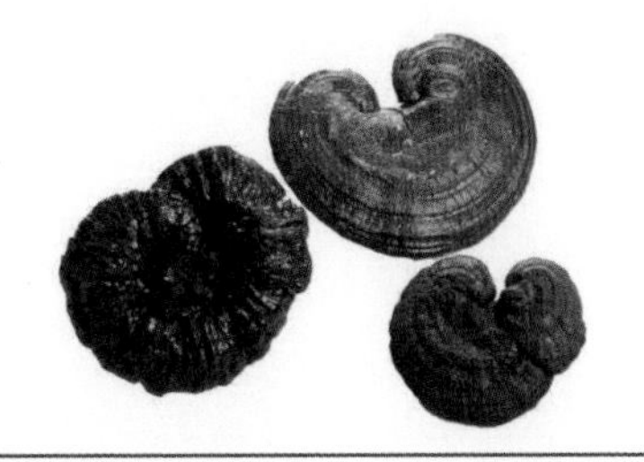

靈芝

【別名】木靈芝、神芝、芝草、仙草、瑞草。廣義上靈芝包括靈芝科及其近緣科屬的種類，狹義上指廣泛栽培的特定種類。

【性味】甘平。

【功效】強壯、滋補、健胃、安神及抗增生等。

【宜忌】由於靈芝入五臟，可補益全身五臟之氣，所以無論心、肺、肝、脾、腎臟虛弱之症，均可應用。

醫籍論述

- 《日用本草》：「清心，養胃，止血。」
- 《綱目》：「明目，益精。」
- 《醫林纂要》：「補心，清胃，治腸風痔瘺，行水，解熱毒。」
- 《嶺南采藥錄》：「瀉火，止泄。」
- 《飲片新參》：「清肺養陰，治勞咳吐血。」
- 現代研究證實，本品含有三萜類、多種氨基酸、葡萄糖、蛋白質、多醣體等成分。經科學研究證實，從本品中提取的多醣，對小鼠的「S-180 肉瘤」的抑瘤率有一定抑制作用。實驗還證明了，靈芝可以提高小鼠對惡劣環境的抵抗力和缺氧耐受性。

養生食療

❶ 治血小板減少，補氣養血，安神健脾：靈芝 15 克、大棗 10 枚、花生（不去內皮）10 克、枸杞子 6 克、粳米 50 克，將各味洗淨，靈芝入沙布袋中，先煎 1 小時後，與餘味共同入鍋中，加水適量，文火煮 1 小時，去除沙布袋後食用。

❷ 治療慢性氣管炎。取岩菇 5 錢（首劑 1 兩），瘦豬肉 3 兩，加鹽少許，隔水蒸服。上午蒸 1 次，喝湯，下午蒸 1 次，藥，肉，湯全吃。

肉蓯蓉

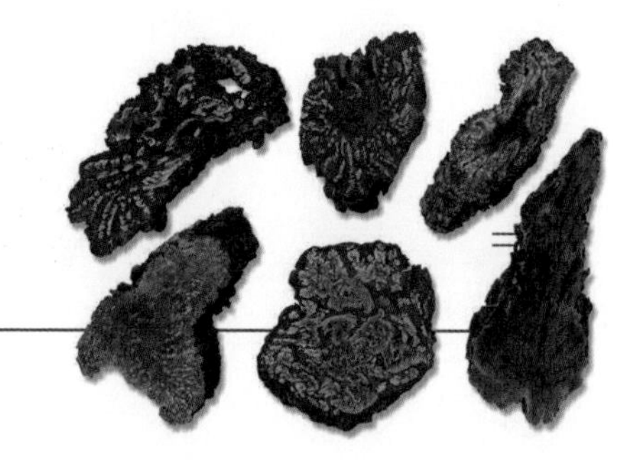

【別名】沙漠人參。
【性味】甘鹹，性溫。
【功效】補腎益精、潤腸通便、延年益壽。
【宜忌】胃弱便溏，相火旺者忌服。

醫籍論述

- 《本草經疏》：「肉蓯蓉，滋腎補精血之要藥，氣本微溫，相傳以為熱者誤也。甘能除熱補中，酸能入肝，鹹能滋腎，腎肝為陰，陰氣滋長，則五臟之勞熱自退，陰莖中寒熱痛自愈。腎肝足，則精血日盛，精血盛則多子。婦人癥瘕，病在血分，血盛則行，行則癥瘕自消矣。膀胱虛，則邪客之，得補則邪氣自散，腰痛自止。久服則肥健而輕身，益腎肝補精血之效也。若日治痢，豈滑以導滯之意乎，此亦必不能之說也。」
- 《本草匯言》：「肉蓯蓉，養命門，滋腎氣，補精血之藥也。男子丹元虛冷而陽道久沉，婦人沖任失調而陰氣不治，此乃平補之劑，溫而不熱，補而不峻，暖而不燥，滑而不泄，故有從容之名。」
- 《本經逢原》:「肉蓯蓉，《本經》主勞傷補中者，是火衰不能生土，非中氣之本虛也。治婦人癥瘕者，鹹能軟堅而走血分也。又蓯蓉止泄精遺溺，除莖中熱痛，以其能下導虛火也。老人燥結，宜煮粥食之。」
- 《玉楸藥解》：「肉蓯蓉，暖腰膝，健骨肉，滋腎肝精血，潤腸胃結燥。凡糞粒堅小，形如羊屎，此土濕木鬱，下竅閉塞之故。穀滓在胃，不得順下，零星傳送，斷落不聯，曆陽明大腸之燥，煉成顆粒，秘澀難通，總緣風木枯槁，疏泄不行也。一服地黃，龜膠，反益土濕，中氣愈敗矣。肉蓯蓉滋木清風，養血潤燥，善滑大腸，而下結糞，其性從容不迫，未至滋濕敗脾，非諸潤藥可比。

方書稱其補精益髓，悅色延年，理男子絕陽不興，女子絕陰不產，非溢美之詞。」

養生食療

❶ 治下部虛損，腹內疼痛，不喜飲食，平補：肉蓯蓉二斤，酒浸三日，細切，培乾，搗羅為末，分一半，醇酒煮作膏，和一半入臼中，搗丸如梧桐子大。每服二十丸，加至三十丸，溫酒或米飲下，空心食前。（《聖濟總錄》肉蓯蓉丸）

❷ 強筋健髓：蓯蓉，蟬魚。為末，黃精酒丸服之。（《本草拾遺》）

❸ 治腎虛白濁：肉蓯蓉，鹿茸，山藥，白茯苓等分。為末，米糊丸梧子大。棗湯每下三十丸。（《聖濟總錄》）

❹ 治發汗利小便亡津液，大腑秘結，老人，虛人皆可服：肉蓯蓉（酒浸，焙）二兩，沉香（別研）一兩。上為細末，用麻子仁汁打糊為丸，如梧桐子大。每服七十丸，空心用米飲送下。（《濟生方》潤腸丸）

❺ 治高年血液枯槁，大便燥結，胸中作悶：大肉蓯蓉三兩，白酒浸，洗去鱗甲，切片，白湯三碗，煎一碗，頓服。（《醫學廣筆記》）

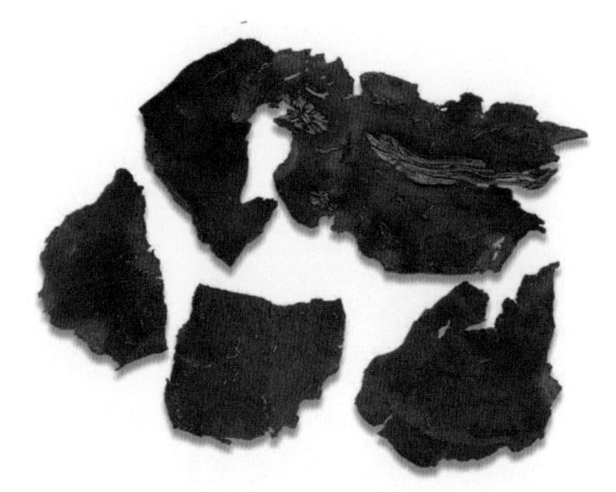

何首烏

【別名】地精、首烏、赤斂、陳知白、紅內消、馬肝石、瘡帚、山奴、山哥、山伯、山翁、山精、何相公。

【性味】甘澀。

【功效】養血滋陰、潤腸通便、截瘧、祛風、解毒。

【宜忌】大便溏泄及有濕痰者不宜。

醫籍論述

- 《何首烏錄》:「主五痔,腰腹中宿疾冷氣,長筋益精,能食,益氣力,長膚,延年。」
- 《日華子本草》:「治一切冷氣及腸風。」
- 《開寶本草》:「主瘰瘍,消癰腫,療頭面風瘡,五痔,止心痛,益血氣,黑髭鬢,悅顏色,亦治婦人產後及帶下諸疾。」
- 《滇南本草》:「澀精,堅腎氣,止赤白便濁,縮小便,入血分,消痰毒。治赤白癜風,瘡齊頑癬,皮膚瘙癢。截瘧,治痰瘧。」
- 《藥品化義》:「益肝,斂血,滋陰。治腰膝軟弱,筋骨酸痛,截虛瘧,止腎瀉,除崩漏,解帶下。」
- 《本草述》:「治中風,頭痛,行痹,鶴膝風,癇證,黃疸。」
- 《本草再新》:「補肺虛,止吐血。」

養生食療

❶ 治久瘧陰虛，熱多寒少，以此補而截之：何首烏，為末，鱉血為丸，黃豆大，辰砂為衣，臨發，五更白湯送下二丸。（《赤水玄珠》何首烏丸）

❷ 治遍身瘡腫癢痛：防風，苦參，何首烏，薄荷各等分。上為粗末，每用藥半兩，水、酒各一半，共用一斗六升，煎十沸，熱洗，於避風處睡一覺。（《外科精要》何首烏散）

❸ 治瘰病延蔓，寒熱羸瘦，乃肝（經）鬱火，久不治成勞：何首烏如拳大者一斤，去皮如法制，配夏枯草四兩，土貝母，當歸，香附各三兩，川芎一兩。共為末，煉蜜丸。每早，晚各服三錢。（《本草匯言》）

❹ 治疥癬滿身：何首烏，艾各等分，銼為末。上相度瘡多少用藥，並水煎令濃，盆內盛洗，甚解痛生肌。（《博濟方》）

❺ 治大腸風毒，瀉血不止：何首烏二兩，搗細羅為散，每於食前，以溫粥飲調下一錢。（《聖惠方》）

❻ 治自汗不止：何首烏末，水調。封臍中。（《顏湖集簡方》）

石斛

【別名】霍山石斛、楓斗、鐵皮石斛。以產於安徽霍山的出品至為質優。

【性味】甘淡微寒。

【功效】生津益胃、清熱養陰、補肺、養胃、滋陰生津及潤腸通便。

【宜忌】石斛能斂邪，使邪不外達，所以溫熱病不宜早用本品，濕溫尚未化燥者忌服。

醫籍論述

- 《本草通玄》:「石斛，甘可悅脾，鹹能益腎，故多功於水土二臟。但氣性寬緩，無捷奏之功，古人以此代茶，甚清隔上。」
- 《藥品化義》:「石斛氣味輕清，合肺之性，性涼而清，得肺之宜。肺為嬌臟，獨此最為相配。主治肺氣久虛，咳嗽不止，邪熱痱子，肌表虛熱。其清理之功，不特於此，蓋肺出氣，腎納氣，子母相生，使肺氣清則真氣旺，順氣下行，以生腎水，強陰益精。且上焦之勢，能令肺氣委曲下行，無苦寒沉下之弊。」
- 《本草求真》:「石斛，入脾而除虛熱，入腎而澀元氣。但形瘦無汁，味淡難出，非經久熬，氣味莫泄，故止可入平劑以治虛熱。補性雖有，亦惟在人諒病輕重施用可耳。」
- 《本草思辨錄》:「石解，為腎藥、為肺藥、為腸胃藥。《本經》強陰二字，足賅全量。所謂陰者，非寒亦非溫，用於溫而溫者寒，用於寒而寒者溫。《別錄》逐皮膚邪熱痱氣，是溫者寒也；療腳膝疼冷痹弱，是寒者溫也，要不出《本經》除痹、補虛二端。大凡證之恰合乎斛者，必兩收除痹、補虛之益，若專以之除痹，專以之補虛，則當棄短取長，而製劑之有道可矣。」

養生食療

❶ 溫熱有汗，風熱化火，熱病傷津，溫瘧舌苔變黑：鮮石斛三綫，連翹（去芯）三錢，天花粉二錢，鮮生地四錢，麥冬（去芯）四錢，參葉八分。水煎服。(《時病論》)

❷ 中消：鮮石斛五錢，熟石膏四錢，天花粉三錢，南沙參四錢，麥冬二錢，玉竹四錢，山藥三錢，茯苓三錢，廣皮一錢，半夏一錢五分。甘蔗三兩，煎湯代水。(《醫醇賸義》)

❸ 眼目晝視精明，暮夜昏暗，視不見物，名曰雀目：石解、仙靈脾各一兩，蒼朮（米泔浸，切，焙）半兩。上三味，搗羅為散，每服三錢匕，空心米飲調服，日再。(《聖濟總錄》)

❹ 神水寬大漸散，昏如霧露中行，漸睹空中有黑花，漸睹物成二體，

久則光不收，及內障神水淡綠色、淡白色者：天門冬（焙）、人參、茯苓各二兩，五味（炒）半兩，菟絲子（酒浸）七錢，乾菊花七錢，麥門冬一兩，熟地黃一兩，杏仁七錢半，乾山藥、枸杞各七錢，牛膝七錢半，生地黃一兩，蒺藜、石斛、蓯蓉、川芎、炙草、枳殼（麩炒）、青箱子、防風、黃連各五錢，草決明八錢，烏犀角半兩，羚羊角半兩。為細末，煉蜜丸，桐子大。每服三、五十丸，溫酒，鹽湯任下。（《原機啟微》）

山楂

【別名】紅果、山裏紅、映山紅果、胭脂果、酸楂。

【性味】味酸、甘，微溫，入脾、胃、肝三經。

【功效】消食健胃、行氣散瘀。

【宜忌】對於過度肉食，又或食用油膩食品後感飽滯者，適量食用山楂、山楂片、山楂水或山楂丸等，均可消食解膩。山楂還有利膽汁，促進胃液的分泌。對於胃酸過多，或有胃潰瘍等患者，不宜多食山楂。

醫籍論述

- 朱震亨：「山楂，大能克化飲食。若胃中無食積，脾虛不能運化，不思食者，多服之，反克伐脾胃生發之氣也。」
- 《本草經疏》：「山楂，《本經》云味酸氣冷，然觀其能消食積，行瘀血，則氣非冷矣。有積滯則成下痢，產後惡露不盡，蓄於太陰部分則為兒枕痛。山楂能入脾胃消積滯，散宿血，故治水痢及產婦腹中塊痛也。大抵其功長於化飲食，健脾胃，行結氣，消瘀血，故小兒產婦宜多食之。《本經》誤為冷，故有洗瘡癢之用。」

- ♦ 《本草通玄》：「山楂，味中和，消油垢之積，故幼科用之最宜。若傷寒為重症，仲景於宿滯不化者，但用大、小承氣一百一十三方中並不用山植，以其性緩不可為肩弘任大之品。核有功力，不可去也。」
- ♦ 《本草求真》：「山楂，所謂健脾者，因其脾有食積，用此酸鹹之味，以為消磨，俾食行而痰消，氣破而泄化，謂之為健，止屬消導之健矣。至於兒枕作痛，力能以止；痘瘡不起，力能以發；猶見通瘀運化之速。有大小二種，小者入藥，去皮核，搗作餅子，日干用。出北地，大者良。」

養生食療

❶ 一切食積：山楂四兩，白朮四兩，神曲二兩。上為末，蒸餅丸，梧子大，服七十丸，白湯下。（《丹溪心法》）

❷ 食肉不消：山楂肉四兩，水煮食之，並飲其汁。（《簡便單方》）

❸ 諸滯腹痛：山楂一味煎湯飲。（《方脈正宗》）

❹ 痢疾赤白相兼：山楂肉不拘多少，炒研為末，每服一、二錢，紅痢蜜拌，白痢紅白糖拌，紅白相兼，蜜砂糖各半拌勻，白湯調，空心下。（《醫鈔類編》）

❺ 老人腰痛及腿痛：棠梂子、鹿茸（炙）等分。為末，蜜丸梧子大，每服百丸，日二服。（《綱目》）

❻ 寒濕氣小腹疼，外腎偏大腫痛：茴香、柹楂子。上等分為細末，每服一錢或二錢，鹽、酒調，空心熱服。（《百一選方》）

銀杏

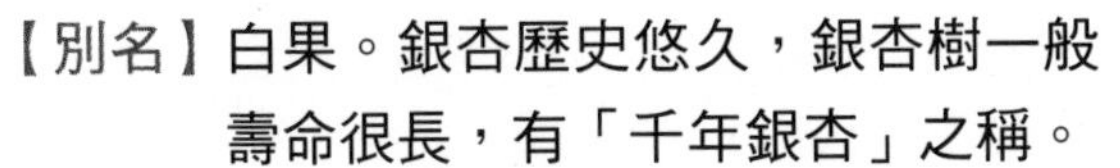

【別名】白果。銀杏歷史悠久，銀杏樹一般壽命很長，有「千年銀杏」之稱。

【性味】味甘，苦澀。

【功效】收斂肺氣、定喘嗽、止帶濁、縮小便。

【宜忌】銀杏的果實內含有氫氰酸毒素，毒性較強，遇熱毒性減少，所以生食易引致中毒。應將之煮熟後才食用，亦不宜多食。

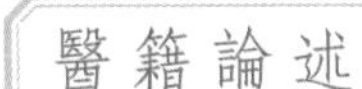

醫籍論述

《綱目》：「銀杏，宋初始著名，而修本草者不收，近時方藥亦時用之。其氣薄味厚，性澀而收，益肺氣，定喘嗽，縮小便，又能殺蟲消毒。然食多則收令太過，令人氣壅臚脹昏頓。故《物類相感志》言銀杏能醉人，而《三元延壽書》言昔有饑者，同以白果代飯食飽，次日皆死也。」

養生食療

❶ 治夢遺：銀杏三粒。酒煮食，連食四至五日。（《湖南藥物志》）

❷ 治赤白帶下，下元虛憊：白果一錢，蓮肉、江米各五錢。為末，用烏骨雞一隻，去腸盛藥煮爛，空心食之。（《瀕湖集簡方》）

❸ 治小兒腹瀉：白果一個，雞蛋一個。將白果去皮研末，雞蛋打破一孔，裝入白果末，燒熟食。（內蒙古《中草藥新醫療法資料選編》）

❹ 治諸般腸風臟毒：生銀杏四十九個。去殼膜，爛研，入百藥煎末，丸如彈子大。每服二丸，空心細嚼米飲下。（《證治要訣》）

❺ 治牙齒蟲䘌：生銀杏，每食後嚼一個，良。（《永類鈐方》）

❻ 治鼻面酒皶：銀杏，酒酻槽。同嚼爛，夜塗旦洗。（《醫林集要》）

❼ 治頭面癬瘡：生白果仁切斷，頻擦取效。（《秘傳經驗方》）

❽ 治下部疳瘡：生白果，杵，塗之。（《濟急仙方》）

❾ 治乳癰潰爛：銀杏半斤。以四兩酒研外敷之。（《救急易方》）

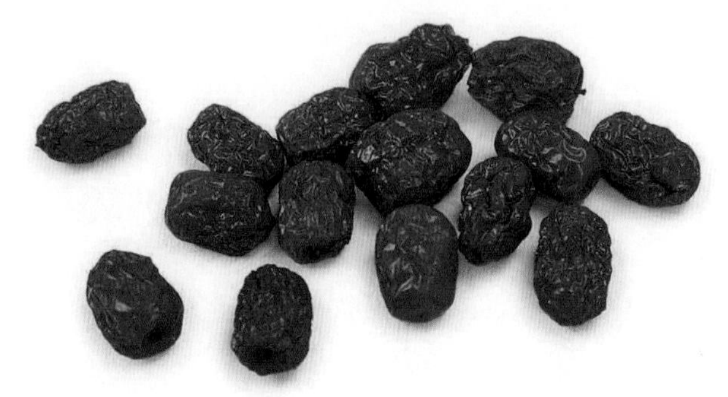

紅棗

【別名】大棗、棗子、乾棗、美棗、良棗。

【性味】甘溫，歸脾、胃經。

【功效】補脾胃、益氣血。

【宜忌】中虛脹滿者忌。

醫籍論述

- 《本草匯言》：「沈氏曰，此藥甘潤膏凝，善補陰陽、氣血、津液、脈絡、筋俞、骨髓，一切虛損，無不宜之。如龍潭方治驚悸怔仲，健忘恍惚，志意昏迷，精神不守，或中氣不和，飲食無味，百體懶重，肌肉羸瘦，此屬心，脾二藏元神虧損之證，必用大棗治之。佐用陳皮，調暢中院虛滯之痰。」
- 《藥品化義》：「大黑棗，助陰補血，入肝走腎，主治虛勞，善滋二便，凡補肝腎藥中，如滋陰降火湯，茯苓補心湯、產後芎歸調血飲、保胎丸、養榮丸、四神丸，俱宜為佐使，因性味甘溫，尤能扶脾養胃耳。」
- 《本經逢原》：「古方中用大棗，皆是紅棗，取生能散表也。入補脾藥，宜用南棗，取甘能益津也。」
- 《長沙藥解》：「大棗，補太陰之精，化陽明之氣，生津潤肺而除燥，養血滋肝而熄風，療脾胃衰損，調經脈虛芤。其味濃而質厚，則長於補血，而短於補氣。人參之補土，補氣以生血也；大棗之補土，補血以化氣也，是以偏補脾精而養肝血。凡內傷肝脾之病，土虛木燥，風動血耗者，非此不可。而尤宜於外感發表之際，蓋汗血一世，桂枝湯開經絡而泄榮鬱，不以大棗補其榮陰，則汗出血亡，外感去而內傷來矣。故仲景於中風桂枝諸方皆用之，補瀉並行之法也。十棗湯、葶藶大棗數方悉是此意。惟傷寒榮閉衛鬱，義在泄衛，不在泄榮，故麻黃湯不用也。」

養生食療

❶ 治脾胃濕寒，飲食減少，長作泄瀉，完穀不化：白朮四兩，乾薑二兩，雞內金二兩，熟棗肉半斤。上藥四味，白朮、雞內金皆用生者，每味各自軋細，焙熟，再將乾薑軋細，共和棗肉，同搗如泥，作小餅，木炭火上炙乾，空心時，當點心，細嚼咽之。（《醫學衷中參西錄》益脾餅）

❷ 治婦人臟躁，喜悲傷，欲哭，數欠伸：大棗十枚，甘草三兩，小麥一升。上三味，以水六升，煮取三升，溫分三服。（《金匱要略》甘麥大棗湯）

❸ 治咳：杏仁一百二十枚（去皮尖，熬），豉一百枚（熬令乾），乾棗四十枚（去核）。上三味合搗如泥，丸如杏核，含咽令盡。日七、八度，盡，更作。（孟詵《必效方》）

❹ 治肺疽吐血並妄行：紅棗（和核燒存性）、百藥煎（鍛）各等分。為細末，每服二錢，米湯調下。（《三因方》二灰散）

❺ 治風沿爛眼：大黑棗二十個（去核），明礬末五分，和棗肉搗成膏，濕紙包，火內煨二刻，取出，去紙，水二碗，將棗膏煎湯，去渣，將湯洗眼。（《本草匯言》眼科方）

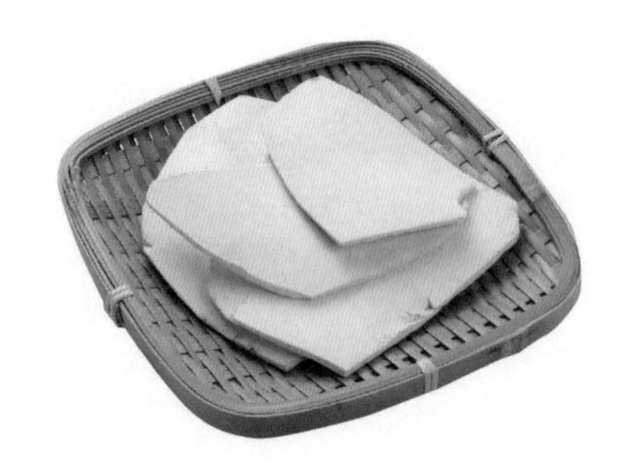

茯苓

【別名】茯苓個、茯苓皮。

【性味】味甘、淡、平，歸心、脾、腎經。

【功效】利水滲濕，養心安神、健脾消腫。

【宜忌】虛寒精滑或氣虛下陷者慎服。

醫籍論述

- 《本草衍義補遺》：「茯苓，仲景利小便多用之，此治暴新病之要藥也，若陰虛者，恐未為宜。」
- 《綱目》：「茯苓，《本草》又言利小便，伐腎邪，至東垣、王海藏乃言小便多者能止澀者能通，同朱砂能秘真元。而朱丹溪又言陰虛者不宜用，義似相反，何哉？茯苓氣味淡而滲，其性上行，生津液，開腠理，滋水源而下降，利小便，故張潔古謂其屬陽，浮而升，言其性也；東垣謂其為陽中之陰，降而下，言其功也。《素問》云，飲食入胃，游移精氣，上輸於肺，通調水道，下輸膀胱。觀此，則知淡滲之藥，俱皆上行而後下降，非直下行也。小便多，其源亦異。《素問》云，肺氣盛則便數而欠，虛則欠咳小便遺數，心虛則少氣遺溺，下焦虛則遺溺，胞移熱於膀胱則遺溺，膀胱不利為癃，不約為遺，厥陰病則遺溺閉癃。所謂肺氣盛者，實熱也，其人必氣壯脈強，宜用茯苓甘淡以滲其熱，故曰，小便多者能止也。若夫肺虛、心虛、胞熱、厥陰病者，皆虛熱也，其人必上熱下寒，脈虛而弱，法當用升陽之藥，以升水降火。膀胱不約，下焦虛者，乃火投於水，水泉不藏，脫陽之症，其人必肢冷脈遲，法當用溫熱之藥，峻補其下，交濟坎離，二證皆非茯苓輩淡滲之藥所可治，故曰陰虛者不宜用也。陶弘景始言茯苓赤瀉、白補，李杲複分赤入丙丁，白入壬癸，此其發前人之秘者；時珍則謂茯苓、茯神，只當雲赤入血分，白入氣分，各從其類，如牡丹、芍藥之義，不當以丙丁、壬癸分也，若以丙丁，壬癸分，則白茯神不能治心病，赤茯苓不能入膀胱矣。張元素不分赤白之說，於理欠通。」

養生食療

❶ 治水腫：白朮（淨）二錢，茯苓三錢，郁李仁（杵）一錢五分。加生薑汁煎。（《不知醫必要》茯苓湯）

❷ 心下有痰飲，胸脅支滿目眩：茯苓四兩，桂枝、白朮各三兩，甘草二兩。上四味，以水六升，煮取三升，分溫三服，小便則利。（《金匱要略》苓桂朮甘湯）

❸ 治卒嘔吐，心下痞，膈間有水，眩悸者：半夏一升，生薑半斤，茯苓三兩（一法四兩）。上三味，以水七升煮取一升五合，分溫再服。（《金匱要略》小半夏加茯苓湯）

❹ 濕瀉：白朮一兩，茯苓（去皮）七錢半。上細切，水煎一兩，食前服。（《原病式》茯苓湯）

❺ 治胃反吐而渴，欲飲水者：茯苓半斤，澤瀉四兩，甘草二兩，桂枝二兩，白朮三兩，生薑四兩。上六味，以水一斗，煮取三升，納澤瀉再煮取二升半，溫服八合，日三服（《金匱要略》茯苓澤瀉湯）

❻ 治心汗，別處無汗，獨心孔一片有汗，思慮多則汗亦多，病在用心，宜養心血：以艾湯調茯苓末服之。（《證治要訣》）

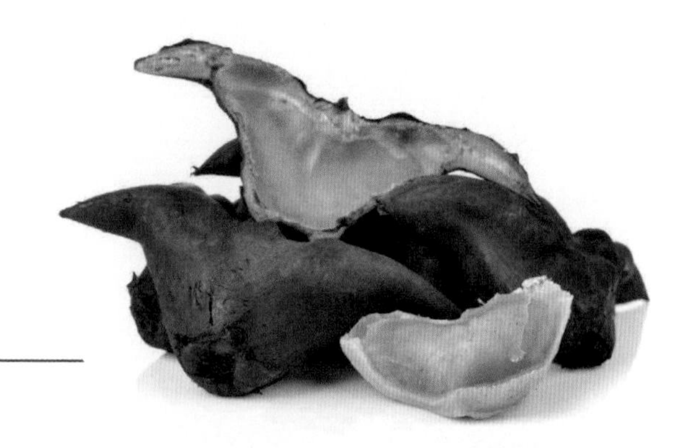

菱角

【別名】芰。

【性味】性味甘、涼、澀，入胃、腸經。

【功效】補脾益氣，除煩利尿。

【宜忌】適宜於患者體倦神疲，不思飲食，四肢不仁等。可用菱角同粳米煮粥食用，也可用菱角加薏苡仁一同煮粥，也可作為癌症食療。

醫籍論述

- 《別錄》：「主安中補臟。」
- 《滇南本草》：「治一切腰腿筋骨疼痛，周身四肢不仁，風濕入竅之症。」
- 《滇南本草圖說》：「醒脾，解酒，緩中。」
- 《綱目》：「解暑（及）傷寒積熱，止消渴，解酒毒、射罔毒。」
- 孟選：「菱實多食令人腹脹滿者，可暖酒和薑飲一兩盞即消。」
- 《本草衍義》：「芰，煮熟取仁食之，代糧，不益脾。和合治療，未聞其用。有人食生芰多則癡及難化，是亦性冷。」
- 《綱目》：「芰、菱，有湖濼處則有之。菱落泥中，最易生發，有野菱、家菱。其實有數種，或三角、四角，或兩角、無角。野菱自生湖中，葉實俱小，其角硬直刺人，其色嫩青老黑；家菱種於陂塘，葉實俱大，角耎而脆，亦有兩角彎卷如弓形者，其色有青有紅有紫，老則殼黑而硬。夏月以糞水澆其葉，則實更肥美。」

養生食療

❶ 月經過多：鮮菱角肉100克、鮮藕30克、紅糖5至10克，先武火，後文火，煎煮50分鐘，飲湯食渣。分早晚2次飲用。

❷ 酒後煩渴，心胸悶熱：鮮菱角肉100克、葛花15克，共煎煮30分鐘後，加白糖少許，即可飲用。

❸ 在以腹水肝癌AH-13及艾氏腹水癌作體內抗癌的篩選試驗中，發現菱角有一定的抗癌作用。菱角含有β-胡蘿蔔素、維他命C、菱角甾四烯、β-穀甾醇等成分，既可作果蔬、糧食食用，又可當藥用，有一定的保健、防癌和抗癌作用。可用菱角加水煮濃汁，白糖調味飲用。

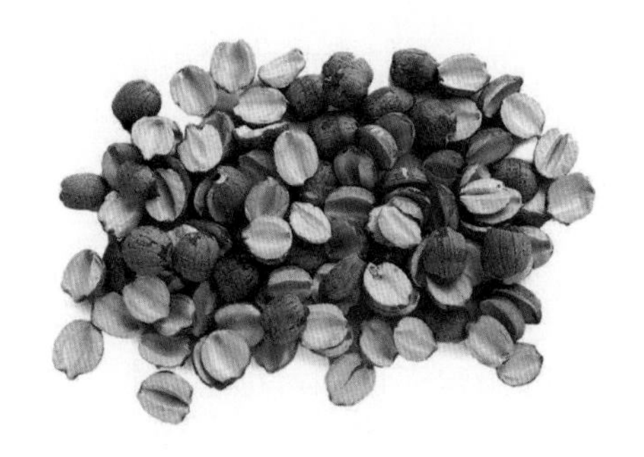

蓮子

【別名】蓮肉、蓮米、藕實、水芝丹、蓮實、澤芝、蓮蓬子

【性味】味甘，澀，平，歸脾、腎、心經。

【功效】養心、益腎、健脾。

【宜忌】凡癌症患者及放療化療後體質衰弱時，均宜食蓮子。

醫籍論述

宋代《圖經本草》中記載：「蓮子搗碎和米作粥飯食，輕身益氣，令人強健。」

養生食療

❶ 治久痢不止：老蓮子二兩（去芯），為末，每服一錢，陳米湯調下。（《世醫得效方》）

❷ 治下痢飲食不入，俗名噤口痢：鮮蓮肉一兩，黃連五錢，人參五錢。水煎濃，細細與呷。（《本草經疏》）

❸ 治噤口痢：石蓮不以多少，不炒，剝去殼，將肉並芯，碾為細末。每服二錢，米飲調下。（《百一選方》）

❹ 治心火上炎，濕熱下盛，小便澀赤，淋濁崩帶，遺精等證：黃芩、麥門冬（去芯）、地骨皮、車前子、甘草（炙）各半兩，石蓮肉（去芯）、白茯苓、黃芪（蜜炙）、人參各七錢半。上銼散。每三錢，麥門冬十粒，水一盞半，煎取八分，空心食前服。（《局方》清心蓮子飲）

❺ 治心經虛熱，小便赤濁：石蓮肉（連芯）六兩，炙甘草一兩。細末。每服二錢，燈心煎湯調下。（《仁齋直指方》蓮子六一湯）

❻ 治小便白濁，夢遺泄精：蓮肉、益智仁、龍骨（五色者）各等分。上為細末。每服二錢，空心用清米飲調下。（《奇效良方》蓮肉散）

❼ 補虛益損：蓮實（去皮）不以多少，用好酒浸一宿，入大豬肚內，用水煮熟，取出焙乾。上為極細末，酒糊為丸，如雞頭大。每服五、七十丸，食前溫酒送下。（《醫學發明》水芝丸）

❽ 治病後胃弱，不消水穀：蓮肉、粳米各炒四兩，茯苓二兩。共為末，砂糖調和。每用兩許，白湯送下。（《士材三書》蓮肉糕）

❾ 治翻胃：石蓮肉，為末，入些豆蔻末，米湯乘熱調服。（《任齋直指方》蓮子散）

❿ 治產後胃寒咳逆，嘔吐不食，或腹作脹：石蓮肉兩半，白茯苓一兩，丁香五錢。上為末。每服二錢，不拘時，用薑湯或米飲調下，日三服。（《婦人良方》石蓮散）

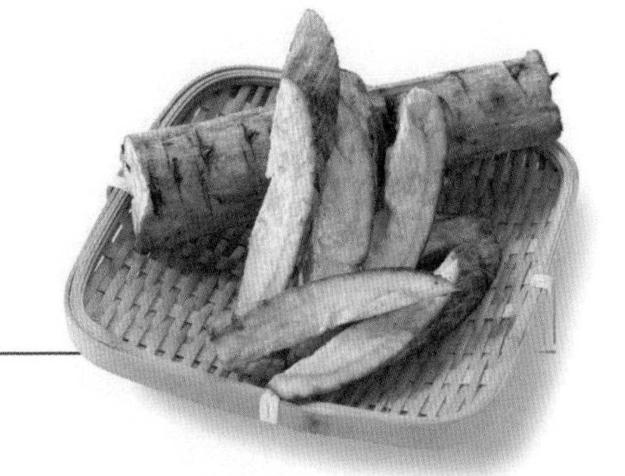

牛蒡

【別名】惡實、荔實。

【性味】辛、苦、寒，歸肺胃經。

【功效】疏散風熱，解毒消腫。牛蒡發汗去除毒素，並有利尿，以及保肝作用。牛蒡的種子也是很好的解毒排毒草藥。

【宜忌】氣虛便溏者忌用。

醫籍論述

- 《別錄》：「根，莖療傷寒寒熱，汗出中風、面腫，消渴，熱中，逐水。」
- 《藥性論》：「根，細切如豆，麵拌作飯食之，消脹壅。又能拓一切腫毒，用根、葉少許鹽花搗。」
- 《唐本草》：「主牙齒疼痛，勞瘧，腳緩弱，風毒，癰疽，咳嗽傷肺，肺壅，疝瘕，積血。主諸風，癥瘕，冷氣。」
- 《本草拾遺》：「浸酒去風，又主惡瘡。」
- 《分類草藥性》：「治頭暈，風熱，眼昏雲翳，耳鳴，耳聾，腰痛，外治脫肛。」

養生食療

❶ 治熱攻心，煩躁恍惚：牛蒡根搗汁一升，食後分為三服。（《食醫心鏡》）

❷ 治頭面忽腫，熱毒風內攻，或手足頭面赤腫，觸著痛：牛蒡子根洗淨爛研，酒煎成膏，攤在紙上，貼腫毒，仍熱酒調下，一服腫止痛減。（《斗門方》）

❸ 治喉中熱腫：鼠黏根（切）一升，以水五升，煮取三升，分溫三、四服。忌蒜，麵。（《延年方》）

❹ 治頭暈痛：牛蒡子根四兩，老人頭（酒洗）一兩，熬水服。（《重慶草藥》）

❺ 治熱毒牙痛，齒齦腫痛不可忍：牛蒡根一斤，搗汁，人鹽花一錢，銀器中熬成膏，每用塗齒齦上，重者不過二、三度。（《聖惠方》）

❻ 治痔瘡：牛蒡子根、漏蘆根，燉豬大腸服。（《重慶草藥》）

❼ 治癭：鼠黏草根湯洗，細切除皮者一升，以水三升，煮取一升半，分溫三服，服相去如人行四、五里一服，宜服六劑。（《救急方》）

❽ 治耳卒腫：牛蒡根淨洗細切，搞絞取汁一升，於銀鍋中熬成膏，塗於腫上。（《聖惠方》）

❾ 治虛弱腳軟無力：牛蒡子根燉雞、燉肉服。（《重慶草藥》）

栗子

【別名】栗子、風栗、毛栗。

【性味】性溫、甘味。

【功效】養胃健脾、補腎強筋、活血止血。

【宜忌】適宜老人腎虛者食用，對中老年人腰痠腰痛、腳步無力、小便頻多者尤合。一般適宜用於慢性氣管炎咳嗽，以及有筋骨外傷、痛症腫痛者食用。栗子難以消化，故一次切忌食之過多，否則會引起胃脘飽脹。對嬰兒及幼兒來說，一般忌多食栗子。

醫籍論述

♦ 《千金・食治》：「生食之，甚治腰腳不遂。」

♦ 《得配本草》：「多食滯脾戀膈，風濕病者禁用。」

♦ 《本草衍義》：「小兒不可多食，生者難消化，熟即滯氣膈食，往往致小兒病。」

- 《隨息居飲食譜》:「外感未去、痞滿、疳積、瘧痢、產後、小兒，以及便秘者忌之。」
- 《綱目》:「有人內寒，暴泄如注，令食煨栗二、三十枚頓愈。腎主大便，栗能通腎，於此可驗。」
- 《經驗方》治腎虛腰腳無力，以袋盛生栗懸乾，每旦吃十餘顆，次吃豬腎粥助之，久必強健。蓋風乾之栗，勝於日曝，而火煨油炒，勝於煮蒸，仍須細嚼，連液吞咽，則有益，若頓食至飽，反致傷脾矣。
- 《玉楸藥解》:「栗子，補中助氣，充虛益餒，培土實脾，諸物莫逮。但多食則氣滯難消，少啖則氣達易克耳。」

養生食療

❶ 治腎虛腰膝無力:栗楔風乾，每日空心食七枚，再食豬腎粥。(《經驗方》)

❷ 治小兒腳弱無力，三、四歲尚不能行步:日以生栗與食。(姚可成《食物本草》)

❸ 治氣管炎:板栗肉半斤。煮瘦肉服。(江西《草藥手冊》)

❹ 治筋骨腫痛:板栗果搗爛敷患處。(《浙江天目山藥植志》)

❺ 治小兒疳瘡:搗栗子塗之。(《備急方》)

❻ 治金刃斧傷:獨殼大栗研敷，或倉卒搗敷亦可。(《瀕湖集簡方》)

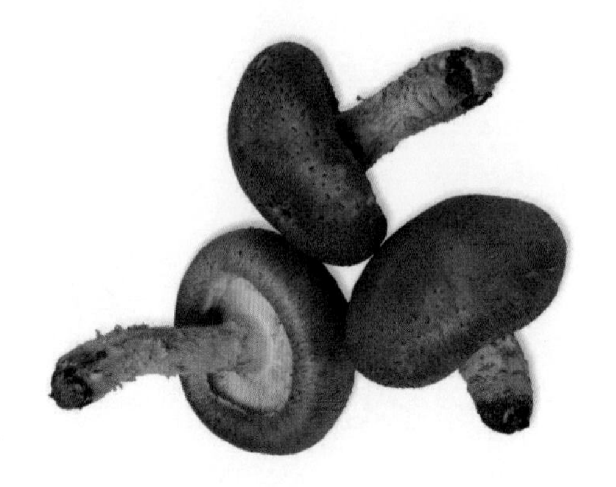

香菇

【別名】又稱冬菇，商品名為花菇。別名有香信、椎茸、厚菇、香蕈、花蕈等。

【性味】味甘，性平。歸肝、胃經。

【功效】補肝腎、健脾胃、益氣血、益智安神，還有化痰理氣、益胃和中、托痘疹、扶正補虛，以及健脾開胃、祛風透疹、解毒抗癌等作用。是中國，日本等重要栽培的食用菌。

【宜忌】《本草求真》：「香蕈，食中佳品，但凡菇類都稟承土的熱性，只有香蕈，大能益胃助食，以及理小便不禁。」

醫籍論述

- 《日用本草》：「益氣，不饑，治風破血。」
- 《本經逢原》：「大益胃氣。」
- 《醫林纂要》：「可托痘毒。」
- 《現代實用中藥》：「為補償維他命 D 的要劑，預防佝僂病，並治貧血。」
- 《本草求真》：「香蕈，食中佳品，凡菇稟土熱毒，惟香蕈味甘性平，大能益胃助食，及理小便不禁。然此性極滯濡，中虛服之有益，中寒與滯，食之不無滋害。取冬產肉厚，細如錢大者良。」

養生食療

❶ 透發小兒痘疹：香菇6至9克，芫荽2克，水煎去渣，每日1劑，分2至3次溫服。

❷ 小兒脾胃虛弱，外感風寒：葱白1根、香菇3至5個。取葱1枚，將葱白洗淨，切碎，備用。將香菇泡發，洗淨，隔水燉熟，再放人葱白。沸後濾渣取液，每日1劑，連服2至3劑。

❸ 氣血兩虛，不耐勞累，頭目眩暈；失眠健忘：取淨雞肉150克、香菇（水發）20克、紅棗20克、桂圓10克、濕澱粉6克，醬油、鹽、味精、料酒、白糖、葱薑、麻油、雞清湯各適量。將雞肉洗淨切成肉絲，香菇洗淨切成絲；紅棗洗淨去核，每枚切成四瓣。桂圓去殼，將雞絲、香菇絲和紅棗、桂圓放人碗內，加醬油、鹽、白糖、味精、葱絲、薑絲、料酒、雞清湯和濕澱粉拌勻，隔水蒸15分鐘左右，蒸熟後取出，用筷子攤於盤內，淋上麻油即可食用。

❹ 香菇的粗纖維及水溶性纖維很多，可以促進腸道蠕動，還能增加排便量，助於加強免疫力，含有大量的水溶性纖維，是很好的排毒食物。

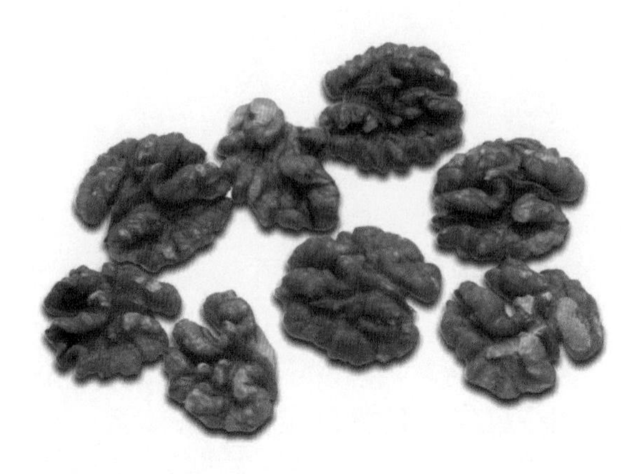

核桃仁

【別名】胡桃、蝦蟆、吳桃等。
【性味】味甘、性溫，入肺、大腸、腎經。
【功效】補腎固精、納氣平喘、潤腸通便、散腫毒。
【宜忌】有痰火積熱或陰虛火旺者忌。

醫籍論述

♦《綱目》：「胡桃仁，味甘氣熱，皮澀，肉潤。孫真人言其冷滑，誤矣。近世醫方，用治痰氣喘嗽，醋心及癘風諸病，而酒家往往醉後嗜之。則食多吐水、吐食，脫眉，及酒同食咯血之說，亦未必盡然也。但胡桃性熱，能入腎、肺，惟虛寒者宜之，而痰火積熱者，不宜多食耳。」、「胡桃，通命門，利三焦，益氣養血，與破故紙同為補下焦腎、命之藥。夫命門氣與腎通，藏精血而惡燥，若腎、命不燥，精氣內充，則飲食自健，肌膚光澤，腸腑潤而血脈通，此胡桃佐補藥，有令人肥健、能食、潤肌、黑髮、固精、治燥、調血之功也。命門既通，則三焦利，故上通於肺而虛寒喘嗽者宜之，下通於腎而腰腳虛痛者宜之，內而心腹諸痛可止，外而瘡腫之毒可散矣。洪氏《夷堅志》止言胡桃治痰嗽，能斂肺，蓋不知其為命門、三焦之藥也。」

- 《醫林纂要》:「胡桃,昔人云,留皮則入腎、命,去皮則入肺。愚按凡仁皆潤而多入心,下行則入命門。腎命得補,精氣堅固,則陽氣自行於三焦以上達膻中,肺自得其溫潤而寒嗽除矣,不必以留皮去皮分上下,但連皮則能固能補,去皮則止於能行能潤耳。」
- 《本草求真》:「胡桃,味甘則三焦可利,皮澀則氣可斂而喘可定,肉潤則肺得滋而腸可補。瘡腫、鼠瘻、痰核、取其用能通鬱解結。惟肺有熱痰,暨命門火熾者切忌。養血去皮用,斂澀連皮用。」
- 《醫學衷中參西錄》:「胡桃,為滋補肝腎,強健筋骨之要藥,故善治腰疼腿疼,一切筋骨疼痛。為其能補腎,故能固齒牙,烏鬚髮,治虛勞喘嗽,氣不歸元,下焦虛寒,小便頻數,女子崩帶諸證。其性又能消堅開瘀,治心腹疼痛,砂淋、石淋杜塞作疼,腎敗不能漉水,小便不利。」

養生食療

❶ 治濕傷於內外,陽氣衰絕,虛寒喘嗽,腰腳疼痛:胡桃肉二十兩(搗爛),補骨脂十兩(酒蒸)。研末,蜜調如飴服。(《續傳信方》)

❷ 治久嗽不止:核桃仁五十個(煮熟,去皮),人參五兩,杏仁三百五十個(麩炒,湯浸去皮)。研勻,入煉蜜,丸梧子大。每空心細唱一丸,人參湯下,臨臥再服。(《綱目》)

❸ 治產後氣喘:胡桃仁(不必去皮)、人參各等分。上細切,每服五錢,水二盞,煎七分,頻頻呷服。(《普濟方》)

❹ 治腎氣虛弱,腰痛如折,或腰間似有物重墜,起坐艱辛者:胡桃二十個(去皮膜),破故紙(酒浸,炒)八兩,蒜四兩(熬膏),杜仲(去皮,薑汁浸,炒)十六兩。上為細末,蒜膏為丸。每服三十丸,空心溫酒下,婦人淡醋湯下。常服壯筋骨,活血脈,烏髭鬚,益顏色。(《局方》青娥丸)

❺ 益血補髓,強筋壯骨,明目,悅心,滋潤肌膚:故紙、杜仲、萆薢、胡桃仁各四兩。上三味為末,次入胡桃膏拌勻,杵千餘下,丸如梧子大。每服五十丸,空心,溫酒,鹽湯任下。(《御藥院方》)

❻ 治消腎，唇口乾焦，精溢自出，或小便赤黃，五色浮濁，大便燥實，小便大利而不甚渴：白茯苓、胡桃肉（湯去薄皮，別研）、附子大者一枚（去皮臍，切作片，生薑汁一盞，蛤粉一分，同煮乾，培）。上等分，為末，蜜丸如梧子大，米飲下三、五十丸；或為散，以米飲調下，食前服。（《三因方》胡桃丸）

❼ 治腎虛耳鳴遺精：核桃仁三個，五味子七粒，蜂蜜適量。於睡前嚼服。（《貴州草藥》）

❽ 治石淋：胡桃肉一升。細米煮漿粥一升，相和頓服。（《海上集驗方》）

❾ 治小便頻數：胡桃煨熟，臥時嚼之，溫酒下。（《綱目》）

❿ 治醋心：爛嚼胡桃，以乾薑湯下。或只嚼胡桃，或只吃乾薑湯亦可治。（《傳信適用方》）

⓫ 治火燒瘡：取胡桃穰燒令黑，杵如脂，敷瘡上。（《梅師集驗方》）

⓬ 治瘰病瘡：胡桃瓤燒令黑，煙斷，和松脂研敷。（《開寶本草》）

⓭ 治鼠瘺痰核：連皮胡桃肉，同貝母，全蠍枚數相等，蜜丸服。（《本經逢原》）

⓮ 核桃仁、益智仁：二藥均有補腎作用，核桃仁對腎氣不固有補益作用，益智仁能溫腎助陽，補益命門。二藥配伍常用於腎氣虛弱所致的小便頻數、多夜尿之症，可同時加入淮山藥治療。

⓯ 核桃仁、蛤蚧：二藥均有溫腎、益肺、定喘作用。二藥配伍，用於治療肺腎氣虛之喘咳、胸悶氣短等有良好作用。

⓰ 核桃仁、五味子：二藥配伍能夠補腎養心澀精，治療腎虛耳鳴、遺精等症。

桃仁

【別名】桃核仁、桃核人。
【性味】性平，味甘苦。
【功效】活血祛瘀、潤腸通便。
【宜忌】血燥虛者慎之。

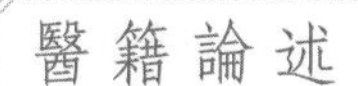

醫籍論述

- 成無己；「肝者血之源，血聚則肝氣燥，肝苦急，急食甘以緩之。桃仁之甘以緩肝散血，故張仲景抵當湯用之，以治傷寒八、九日，內有蓄血，發熱如狂，小腹滿痛，小便自利者。又有當汗失汗，熱毒深入，吐血及血結胸，煩躁讝語者，亦以此湯主之。與蛇蟲、水蛭、大黃同用。」
- 《用藥心法》：「桃仁，苦以泄滯血，甘以生新血，故凝血須用。又去血中之熱。」
- 《綱目》：「桃仁行血，宜連皮尖生用；潤燥活血，宜湯浸去皮尖炒黃用，或麥麩同炒，或燒存性，各隨本方。」
- 《本草經疏》：「夫血者陰也，有形者也，周流夫 - 一身者也，一有凝滯則為癥瘕，瘀血血閉，或婦人月水不通，或擊撲損傷積血，及心下宿血堅痛，皆從足厥陰受病，以其為藏血之臟也。桃核仁苦能泄滯，辛能散結，甘溫通行而緩肝，故主如上等證也。心下宿血去則氣自下，咳逆自止。味苦而辛，故又能殺小蟲也。」、「桃仁性善破血，散而不收，瀉而無補，過用之，及用之不得其當，能使血下不止，損傷真陰。」
- 《藥品化義》：「桃仁，味苦能瀉血熱，體潤能滋腸燥。若連皮研碎多用，走肝經，主破蓄血，逐月水，及遍身疼痛，四肢木痺，左半身不遂，左足痛甚者，以其舒經活血行血，有去瘀生新之功，若去皮搗爛少用，入大腸，治血枯便閉，血燥便難，以其濡潤涼血和血，有開結通滯之力。」

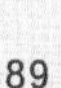

- 《本經逢原》：「桃仁，為血瘀血閉之專藥。苦以泄滯血，甘以生新血。畢竟破血之功居多，觀《本經》主治可知。仲景桃核承氣，抵當湯，皆取破血之用。又治熱入血室，瘀積癥瘕，經閉，瘧母，心腹痛，大腸秘結，亦取散肝經之血結。熬香治癩疝痛癢，《千金》法也。」
- 《本草思辨錄》：「桃仁，主攻瘀血而為肝藥，兼疏膚腠之瘀。惟其為肝藥，故桃核承氣湯、抵當湯、抵當丸治在少腹，鱉甲煎丸治在脅下，大黃牡丹湯治在大腸，桂枝茯苓丸治在癥痼，下瘀血湯治在臍下。惟其兼疏膚腠之瘀，故大黃䗪蟲丸治肌膚甲錯，《千金》葦莖湯治胸中甲錯，王海藏以桂枝紅花湯加海蛤、桃仁治婦人血結胸，桃仁之用盡於是矣。」

養生食療

❶ 治產後腹痛，乾血著臍下，亦主經水不利：大黃三兩，桃仁二十枚，䗪蟲二十枚（熬，去足）。上三味，末之，煉蜜和為四丸，以酒一升煎一丸，取八合。頓服之，新血下如豚肝。（《金匱要略》下瘀血湯）

❷ 產後惡露不淨，脈弦滯澀者：桃仁一錢，當歸三錢，赤芍、桂心各錢半，沙糖三錢（炒炭）。水煎，去渣溫服。（《醫略六書》桃仁煎）

❸ 治上氣咳嗽，胸膈痞滿，氣喘：桃仁一錢，去皮、尖，以水一大升，研汁，和粳米二合，煮粥食。（《食醫心鏡》）

❹ 治老人虛秘：桃仁、柏子仁、火麻仁、松子仁等分。同研，熔白蠟和丸如桐子大，以少黃丹湯下。（《湯液本草》）

❺ 治裏急後重，大便不快：桃仁（去皮）一兩，吳茱萸一兩，鹽一兩。上三味，同炒熟，去鹽並茱萸。每服桐子大三粒。（《聖濟總錄》）

❻ 治風蟲牙痛：針刺桃仁，燈上燒煙出，吹滅，安痛齒上咬之。（《衛生家寶方》）

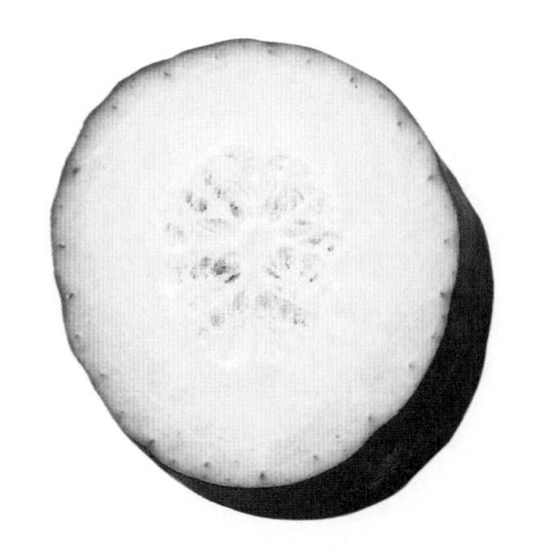

冬瓜

【別名】白瓜、水芝、蔬秬、白冬瓜。
【性味】味甘淡、性涼，入肺、小腸、膀胱經。
【功效】清熱解毒、利尿消腫、化痰止渴。
【宜忌】虛寒者慎用。

醫籍論述

- 《別錄》：「主治小腹水脹，利小便，止渴。」
- 陶弘景：「解毒，消渴，止煩悶，直搗絞汁服之。」
- 孟詵：「益氣耐老，除胸心滿，去頭面熱。」
- 《日華子本草》：「除煩。治胸膈熱，消熱毒癰腫；切摩痱子。」
- 《本草圖經》：「主三消渴疾，解積熱；利大，小腸。」
- 《本草衍義》：「患發背及一切癰疽，削一大塊置瘡上，熱則易之，分散熱毒氣。」
- 《滇南本草》：「治痰吼，氣喘，薑湯下。又解遠方瘴氣，又治小兒驚風。」、「潤肺消熱痰，止咳嗽，利小便。」
- 《本草再新》：「清心火，瀉脾火，利濕去風，消腫止渴，解暑化熱。」
- 《隨息居飲食譜》：「清熱，養胃生津，滌穢治煩，消癰行水，治脹滿，瀉痢霍亂，解魚，酒等毒。」、「亦治水腫，消暑濕。」

養生食療

❶ 治水氣浮腫喘滿：大冬瓜一枚，先於頭邊切一蓋子，取出中間瓤不用，赤小豆（水淘淨），填滿冬瓜中，再用蓋子合了，用竹籤簽定，以麻線繫，紙筋黃泥通身固濟，窨乾，用糯穀破取糠片兩大籮，埋冬瓜在內，以火著糠內煨之，候火盡取出，去泥，刮冬瓜令淨，薄切作片子，並豆一處焙乾。上為細末，水煮麵糊為丸，如梧桐子大。每服五十丸，煎冬瓜子湯送下，不拘時候，小溲利為驗。（《楊氏家藏方》冬瓜丸）

❷ 治消渴：冬瓜一枚，削去皮，埋在濕地中，一月將出，破開，取清汁飲之。（《聖濟總錄》）

❸ 治消渴能飲水，小便甜，有如脂麩片，日夜六、七十起：冬瓜一枚，黃連十兩。上截瓜頭去瓤，入黃連末，火中煨之，候黃連熟，布絞取汁。一服一大盞，日再服，但服兩，三枚瓜，以瘥為度。一方雲，以瓜汁和黃連末，和丸如梧子大。以瓜汁空肚下三十丸，日再服，不差，增丸數。忌豬肉，冷水。（《近效方》）

❹ 治小兒生一個月至五月，乍寒乍熱渴者：絞冬瓜汁服之。（《千金方》）

❺ 治小兒渴利：單搗冬瓜汁飲之。（《千金方》）

❻ 治傷寒後痢，日久津液枯竭，四肢浮腫，口乾：冬瓜一枚，黃土泥厚裹五寸，煨令爛熟，去土絞汁服之。（《古今錄驗方》）

❼ 治痔疼痛：冬瓜湯洗。（《經驗方》）

❽ 治夏月生痱子：冬瓜切片，搗爛塗之。（《千金方》）

絲瓜

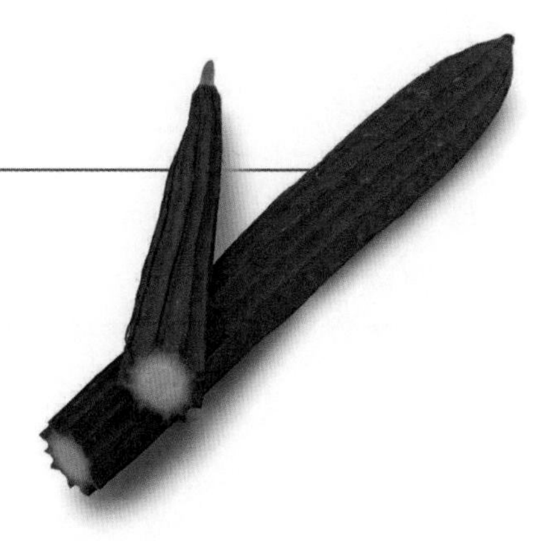

【別名】天絲瓜、天羅、綿瓜。

【性味】味甘、性涼。

【功效】清熱化痰、通經活絡、解毒通便。

【宜忌】虛寒及腹瀉者忌

醫籍論述

♦《學圃雜疏》：「絲瓜，北種為佳，以細長而嫩者為美。性寒，無毒，有云多食之能萎陽，北人時啖之，殊不爾。然用其蒂可治小兒痘；汁滴瓶中，能消痰火，其涼可知矣。」

♦《本草求真》：「絲瓜性屬寒物，味甘體滑。凡人風痰溫熱，蠱毒血積，留滯經絡，發為癰疽瘡瘍，崩漏腸風，水腫等症者，服之有效，以其通經達絡，無處不至。但過服亦能滑腸作泄，故書有言，此屬菜中不足，食之當視臟氣以為可否也。」

養生食療

❶ 治腸風：絲瓜不拘多少，燒灰存性，酒調二錢，空心下。（《續本事方》）

❷ 治腸漏脫肛：絲瓜燒灰，多年石灰，雄黃各五錢。為末，以豬膽、雞子清及香油和調貼之，收上乃止。（《孫天仁集效方》）

❸ 治肛門酒痔：絲瓜燒存性，研末，酒服二錢。（《綱目》）

❹ 治風熱腮腫：絲瓜燒存性，研末，水調搽之。（《綱目》）

❺ 治天皰濕瘡：絲瓜汁調辰粉頻搽之。（《綱目》）

❻ 治乾血氣痛，婦人血氣不行，上沖心膈，變為乾血氣者：絲瓜一枚，燒存性，空心溫酒服。（《壽域神方》）

❼ 治經脈不通：乾絲瓜一個為末，用白鴿血調成餅，日干，研末。每服二錢，空心酒下，先服四物湯三服。（《海上名方》）

❽ 治酒痢便血腹痛，或如魚腦五色者：乾絲瓜一枚，連皮燒研，空心酒服二錢。一方煨食之。（《經驗良方》）

❾ 治乳汁不通：絲瓜連子燒存性，研。酒服一、二錢，被覆取汗。（《簡便單方》）

❿ 治風蟲牙痛：經霜乾絲瓜燒存性，為末擦之。（《仁齋直指方》）

黃瓜

【別名】青瓜。

【性味】味甘平、性涼，入脾、胃、大腸經。

【功效】清熱解毒、通利水道。

【宜忌】脾胃虛寒者不宜。

醫籍論述

- 《日用本草》：「除胸中熱，解煩渴，利水道。」
- 《陸川本草》：「治熱病身熱，口渴，燙傷。」
- 《滇南本草》：「解瘡癖熱毒，清煩渴。」
- 《本草求真》：「氣味甘寒，能清熱利水。」

養生食療

❶ 水腫，小便不利：黃瓜 1 個，破作兩片，以醋煮一半，水煮一半，至爛熟。空心食。（《千金要方》）

❷ 濕熱瀉、痢疾：嫩黃瓜 2 至 4 個，蘸蜂蜜食之。每日 2 至 3 次。（《海上名方》）。

❸ 美容抗皺：黃瓜切薄片，每晚睡前敷面部。

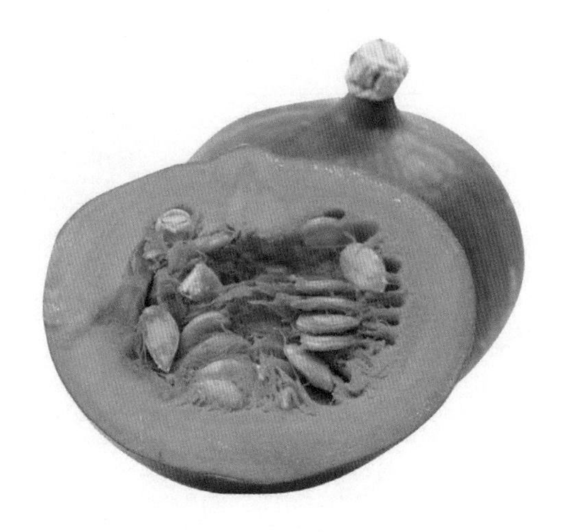

南瓜

【別名】麥瓜、番南瓜。

【性味】味甘、性溫，入脾、胃經。

【功效】潤肺益氣、化痰解毒。

【宜忌】多食則壅氣生濕，故脾虛而濕阻氣滯，痞悶脹滿者不宜。

醫籍論述

- 《滇南本草》：「橫行經絡，利小便。」
- 《綱目》：「補中益氣。」
- 《醫林纂要》：「益心斂肺。」
- 《中國藥植圖鑒》：「煮熟用紙敷貼乾性肋膜炎、肋間神經痛患處，有消炎止痛作用。」

養生食療

❶ 解鴉片毒：生南瓜搗汁頻灌。（《隨息居飲食譜》）

❷ 治火藥傷人及湯火傷：生南瓜擔搗敷。（《隨息居飲食譜》）

❸ 治肺癰：南瓜一斤，牛肉半斤。煮熟食之（勿加鹽、油），連服數次後，則服六味地黃湯五至六劑。忌服肥膩。（《嶺南草藥志》）

芹菜

【別名】旱芹、藥芹、香芹、蒲芹。
【性味】性涼，味甘辛。
【功效】清熱除煩、平肝、利水消腫、涼血止血。
【宜忌】故脾胃虛寒，腸滑不固者食之宜慎。

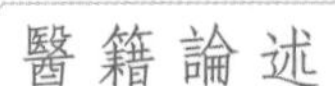

醫籍論述

- ♦ 《生草藥性備要》：「補血，祛風，去濕。敷洗諸風之症。」
- ♦ 《本經逢原》：「清理胃中濁濕。」
- ♦ 《本草推陳》：「治肝陽頭昏，面紅目赤，頭重腳輕，步行飄搖等症。」
- ♦ 《中國藥植圖鑒》：「治小便出血，搗汁服。」
- ♦ 《大同藥植手冊》：「治小便淋痛。」
- ♦ 《陝西草藥》：「祛風，除熱，散瘡腫。治肝風內動，頭暈目眩，寒熱頭痛，無名腫毒。」

養生食療

❶ 治早期原發性高血壓：鮮芹菜四兩，馬兜鈴三錢，大、小薊各五錢。製成流浸膏，每次 10 毫升，每日服三次。（《陝西草藥》）

❷ 治癰腫：鮮芹菜一至二兩，散血草、紅澤蘭，鏵頭草各適量。共搗爛，敷癰腫處。（《陝西草藥》）

❸ 減肥通便：芹菜所含的植物纖維，大多是非水溶性纖維；容易讓人有飽腹感，對於促進腸胃的蠕動也很有幫助。含有能夠使脂肪加速分解、消失的化學物質，因此芹菜用於減肥。

大白菜

【別名】菘菜、夏菘、白菜、黃芽白、青白、小白口、小白菜、瓢兒白等。
【性味】性涼，味甘。
【功效】清熱除煩、通利腸胃、利尿。
【宜忌】胃寒腹痛、大便稀軟及寒痢者不可多食。

醫籍論述

◆《滇南本草》：「走經絡，利小便。」
◆《食物宜忌》：「滑、利竅。」
◆《隨息居飲食譜》：「養胃。」
◆《唐本草》：「菘菜，不生北土。其菘有三種：有牛肚菘，葉最大厚，味甘；紫菘，葉薄細，味小苦；白菘，似蔓青也。」
◆《食療本草》：「白菜，發諸風冷，有熱人食之，亦不發病，即明其性冷。」
◆《綱目》：「菘，即今人呼為白菜者，有二種，一種莖圓厚，微青，一種莖扁薄而白，其葉皆淡青白色。燕、趙、遼陽、揚州所種者，最肥大而厚，一本有重十餘斤者。南方之菘，哇內過冬，北方者多入窖內，燕京圃人，又以馬糞入客壅培，不見風日，長出苗葉，皆嫩黃色，脆美無滓，謂之黃芽菜，蓋亦仿韭黃之法也。菘子如芸薹子而色灰黑，八月以後種之，二月開黃花如芥，花四瓣，三月結角，亦如芥，其菜作菹食尤良，不宜蒸曬。白菘，即白菜也，牛肚菘即最肥大者；紫菘即蘆菔也，開紫花，故曰紫菘。蘇恭謂白菘似蔓菁者誤矣，根葉俱不同，而白菘根堅小，不可食。又言南北變種者，蓋指蔓菁、紫菘而言。紫菘根似蔓菁，而葉不同，種類亦別。又言北土無菘者，自唐以前或然，近則白菘、紫菘，南北通有。惟南土不種蔓菁，種之亦易生也。」

養生食療

❶ 治感冒：3 個大白菜根洗淨切片，防風 10、葱白 3 根，生薑 3 片，水煎服。每日 2 次。

❷ 治百日咳：大白菜根 3 條、冰糖 30 克，加水煎服，每日 3 次，經常咳嗽的人服用，本方能夠起到很好的緩解作用。

❸ 治胃及十二指腸潰瘍、出血：準備半斤白菜，洗淨，切細，用少量食鹽拌醃 10 分鐘，用潔淨紗布絞取液汁，白芨 10 克，水煎取汁，混合，加入適量的糖食用。1 日內分作 3 次，空腹服。

❹ 治秋冬肺燥咳嗽：白菜 100 克、豆腐 50 克、杏仁 8 克、百合 10 克，加水適量燉湯，用油鹽調味佐膳，每日 2 次。

❺ 治便秘、煩渴：決明子 8 克、白菜 50 克，共煎煮飲用。

❻ 治發背：地菘汁一升，日再服。（《傷寒類要》）

❼ 治漆毒生瘡：白菘菜搗爛塗之。（《綱目》）

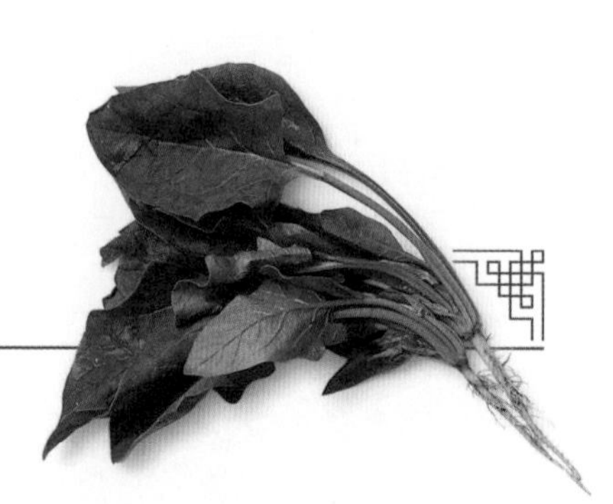

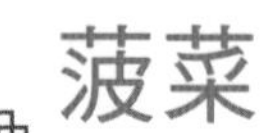

菠菜

【別名】鸚鵡菜、赤根菜、波斯菜。

【性味】性涼，味甘辛。

【功效】養血、止血、斂陰、潤燥；治衄血、便血、壞血病；消渴引飲、大便澀滯。

【宜忌】大便溏薄，脾胃虛弱者忌食。

醫籍論述

♦《儒門事親》：「夫老人久病，大便澀滯不通者，…時複服葵菜、菠菜、豬羊血，自然通利也。《內經》云，以滑養竅是也。」

- 《本經逢原》：「凡蔬菜皆能疏利腸胃，而菠薐冷滑尤甚。」
- 《本草從新》：「菠菜，古《本草》皆言其冷，今人曆試之，但見其熱，不覺其冷。」
- 《本草求真》：「菠薐，何書皆言能利腸胃。蓋因滑則通竅，菠薐質滑而利，凡人久病大便不通，及痔漏關塞之人，鹹宜用之。又言能解熱毒、酒毒，蓋因寒則療熱，菠薐氣味既冷，凡因癰腫毒發，並因酒濕成毒者，須宜用此以服。且毒與熱，未有不先由胃而始及腸，故藥多從甘入，菠薐既滑且冷，而味又甘，故能入胃清解，而使其熱與毒盡從腸胃而出矣。」
- 《隨息居飲食譜》：「菠薐，開胸膈，通腸胃，潤燥活血，大便澀滯及患痔人宜食之。根味尤美，秋種者良。」

養生食療

❶ 治消渴引飲，日至一石者：菠薐根、雞內金等分。為末。米飲服，日三。（《經驗方》）

❷ 病後食療：菠菜含營養成分豐富而均衡，其中 β - 胡蘿蔔素和維他命 C、維他命 E 含量相應較高，均有抗氧化、去自由基的作用。且容易消化，適合病後、體弱者食用。

芥菜

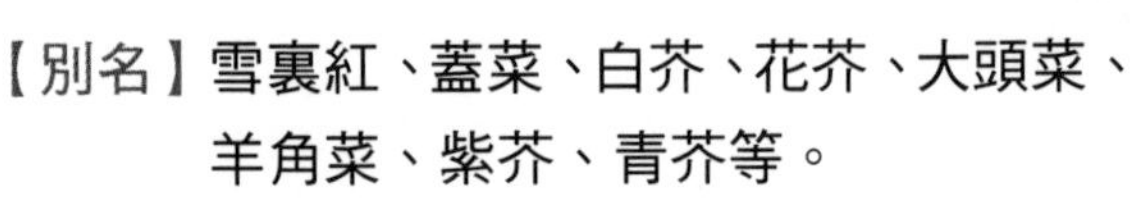

【別名】雪裏紅、蓋菜、白芥、花芥、大頭菜、羊角菜、紫芥、青芥等。

【性味】性溫，味辛。

【功效】宣肺豁痰、溫中利氣。

【宜忌】食慾不振或痞滿腹脹者宜食。

醫籍論述

♦ 《綱目》：「芥，性辛熱而散，故能通肺開胃，利氣豁痰。《別錄》謂其能明耳目者，蓋知暫時之快，而不知積久之害也。《素問》云，辛走氣，氣病無多食辛，此類是矣」

♦ 《本草經疏》：「芥，所稟與白芥同。辛溫能利氣消痰，開胃辟寒，故主安中及久食溫中也。其主除腎邪氣者，辛能潤腎，溫能暖水臟故也。」、「其主利九竅，明耳目者，蓋言辛散走竄，豁痰引誕，暫用一時，使邪去而正自複，非謂其真能利竅明耳目也，用者詳之。」

♦ 《本草求真》：「芥性辛熱，凡因陰濕內壅而見痰氣閉塞者，服此痰無不除，氣無不通，故能使耳益聰而目益明也。若使臟素不寒，止因一時偶受寒濕，而氣不得宣通，初服得此稍快，久則積溫成熱，其目愈覺不明，而諸痔瘡瘍，靡不因是而至矣。」

養生食療

❶ 治牙齦腫爛，出臭水者：芥菜杆，燒存性，研末，頻敷之。（《綱目》）

❷ 治漆瘡瘙癢：芥菜煎湯洗之。（《千金方》）

❸ 治痔瘡腫痛：芥葉，搗餅，頻坐之。（《談野翁試驗方》）

韭菜

【別名】起陽草、長生菜、扁菜、懶人菜、壯陽草。
【性味】味辛、性甘溫，入肝、腎經。
【功效】溫中補氣、壯陽、健胃、提神。
【宜忌】凡陰虛內熱或眼疾、瘡癢腫毒不宜食用。

醫籍論述

♦ 朱震亨：「心痛，有食熱物及怒鬱，致死血留於胃口作痛者，宜用韭汁、桔梗加入藥中，開提氣血。有腎氣上攻以致心痛者，宜用韭汁和五苓散為丸，空心茴香湯下。蓋韭性急，能散胃口血滯也。又反胃宜用韭汁二杯，入薑汁、牛乳各一杯，細細溫服，蓋非汁消血，薑汁下氣消痰和胃，牛乳能解熱潤燥補虛也。」

♦《綱目》：「韭葉熱，根溫，功用相同，生則辛而散血，熟則甘而補中。一叟病噎膈，食入即吐，胸中刺痛，或令取韭汁，入鹽梅鹵汁少許，細呷，得入漸加，忽吐稠涎數升而愈。此亦仲景治胸痹用薤白，皆取辛溫能散胃院痰飲惡血之義也。」

♦《本草經疏》：「韭，生則辛而行血，熟則甘而補中，益肝、散滯、導瘀是其性也。以其微酸，故入肝而主血分，辛溫能散結，凡血之凝滯者，皆能行之，是血中行氣藥也。心主血，專理血分，故日歸心，五臟之結滯去，則氣血條暢而自安矣。胃中熱，乃胃中有瘀滯而發熱也，瘀血行，熱自除矣。病人之氣抑鬱者多，凡人氣血惟利通和，韭性行而能補，故可久食。」

養生食療

❶ 治胸痹，心中急痛如維刺，不得俯仰，自汗出，成痛徹背上，不治或至死：生韭或根五斤（洗），搗汁。灌少許，即吐胸中惡血。（《孟洗方》）

❷ 治陽虛腎冷，陽道不振，或腰膝冷疼，遺精夢泄：韭菜白八兩，胡桃肉（去皮）二兩。同脂麻油炒熟，日食之，服一月。（《方脈正宗》）

❸ 治翻胃：韭菜汁二兩，牛乳一盞。上用生薑汁半兩，和勻。溫服。（《丹溪心法》）

❹ 治喉卒腫不下食：韭一把，搗熬薄之，冷則易。（《千金》）

❺ 治吐血、唾血、嘔血、衄血、淋血、尿血及一切血證：韭菜十斤，搗汁，生地黃五斤（切碎）浸韭菜汁內，烈日下曬乾，以生地黃黑爛，韭菜汁乾為度；入石臼內，搗數千色下，如爛膏無渣者，為丸，彈子大。每早晚各服二丸，白蘿蔔煎湯化下。《方脈正宗》）

❻ 下腸中瘀血：韭汁冷飲，甚驗。（朱震亨）

❼ 治脫肛不縮：生韭一斤。細切，以酥拌炒令熟，分為兩處，以軟帛裹，更互熨之，冷即再易，以入為度。（《聖惠方》）

❽ 治金瘡出血：韭汁和風化石灰，日干，每用為末，敷之。（《瀕湖集簡方》）

❾ 治百蟲入耳不出：搗韭汁，灌耳中。（《千金方》）

❿ 治跌打損傷：鮮韭菜三份，麵粉一份。共搗成糊狀。敷於患處，每日二次。

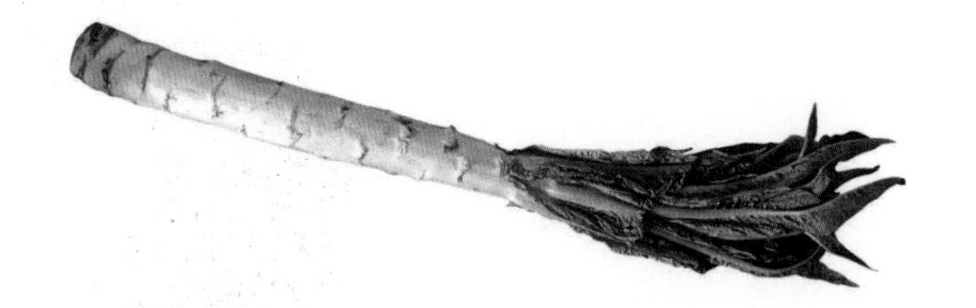

萵苣

【別名】萵筍、西生菜、青菜、千金菜、鯽瓜筍、柳葉筍等。

【性味】性涼，味甘、苦。

【功效】利尿、通乳、清熱解毒。

【宜忌】萵苣中的鉀含量是鈉的 27 倍，有利於促進排尿，維持水平衡，對高血壓和心臟病患者大有裨益，可降低血壓，預防心律失常。視弱者、有眼疾者，特別是夜盲症患者不宜多食。

醫籍論述

《本草衍義》：「萵苣，今菜中惟此自初生便堪生啖，四方皆有，多食昏人眼，蛇亦畏之。」

養生食療

❶ 治小便不下：萵苣搗成泥，作餅貼臍中。（《海上方》）

❷ 治小便尿血：萵苣，搗敷臍上。（《綱目》）

❸ 治產後無乳：萵苣三枚，研作泥，好酒調開服。（《海上方》）

❹ 治百蟲入耳：萵苣搗汁，滴入自出。（《聖濟總錄》）

❺ 提高免疫：據報導，食用大量萵苣及芹菜的土著日本人，胃癌發生率相對較低。萵苣被譽為「抗癌蔬菜」。萵苣含有豐富的胡蘿蔔素，有較強的抗氧化、抗癌作用。

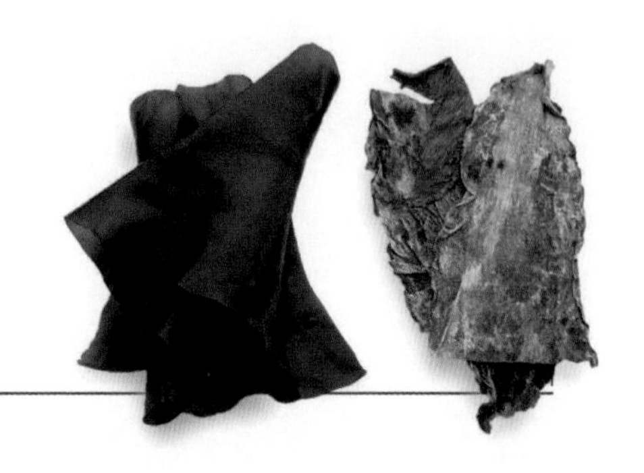

海帶

【別名】昆布、江白菜。

【性味】性味鹹、性寒。

【功效】軟堅散結、利水化痰、消癭瘤、攻疝氣通噎膈。

【宜忌】適宜於各種腫瘤患者食用。據報導，海帶膠質能促使體內的放射性物質隨同大便排出，從而減少放射性物質在體內積聚。

醫籍論述

♦ 《本草匯言》：「海帶，去癭行水，下氣化痰，功同海藻、昆布；婦人方中用此催生有驗，稍有異耳。」

♦ 《嘉祐本草》：「海帶，出東海水中石上。比海藻更粗，柔韌而長。」

養生食療

❶ 治贅：海帶、海藻、海蛤、昆布（四味皆焙）、澤瀉（炒）、連翹，以上並各等分，豬靨、羊靨各十枚。上為細末，蜜丸，如雞頭大，臨臥噙化一、二丸。（《儒門事親》化癭丹）

❷ 治三種癭：海藻、海帶、昆布、雷丸各一兩，青鹽、廣茂各半兩。上等分，為細末，陳米飲為丸榛子大，噙化。以煉蜜丸亦好。（《雜類名方》玉壺散）

❸ 散結化瘀：常食海帶佳餚有指可防止直腸癌發生。癌症患者的血液多呈酸性，血液趨於酸性可能是癌症預兆之一。以「鹼性食物之王」的海帶製成的佳餚、藥膳和配方對於甲狀腺瘤、胃癌、食道癌、腸癌、肺癌、惡性淋巴瘤均有良好的輔助防治效果。

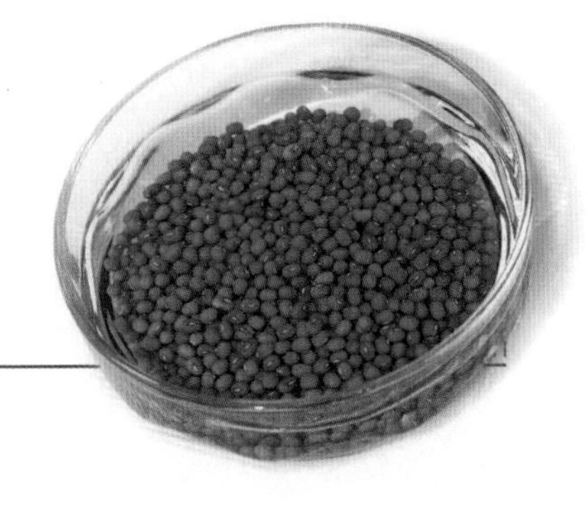

綠豆

【別名】青小豆。

【性味】性味甘、性寒，入心、胃經。

【功效】清熱解毒、消暑。

【宜忌】熱性體質及易患瘡毒者尤為適宜。脾胃虛弱者不宜多吃。

醫籍論述

- 《綱目》:「綠豆，消腫治痘之功雖同赤豆，而壓熱解毒之力過之。且益氣、厚腸胃、通經脈，無久服枯人之忌。但以作涼粉，造豆酒，或偏於冷，或偏於熱，能致人病，皆人所為，非豆之咎也。豆粉須以綠色黏膩者為真，外科治癰疽，有內托護心散，極言其效，丹溪朱氏，有論發揮。綠豆肉平、皮寒，解金石、砒霜、草木一切諸毒，宜連皮生研，水服。按《夷堅志》云，有人服附子酒多，頭腫如鬥，唇裂血流，急求綠豆、黑豆各數合，嚼食，並煎湯飲之，乃解也。」
- 《本草經疏》:「綠豆，甘寒能除熱下氣解毒。陽明客熱則發出風疹，以胃主肌肉，熱極生風故也，解陽明之熱，則風疹自除。脹滿者，濕熱侵於脾胃也，熱氣奔豚者，濕熱客於腎經也，除濕則腫消，壓熱則氣下，益脾胃而腎邪亦自平也。」
- 《本草求真》:「綠豆味甘性寒，據書備極稱善，有言能厚腸胃、潤皮膚、和五臟及資脾胃，按此雖用參、芪、歸、朮，不是過也。第書所言，能厚、能潤、能和、能資者，緣因毒邪內熾，凡臟腑經絡皮膚脾胃，無一不受毒擾，服此性善解毒，故凡一切癰腫等症無不用此奏效。」

養生食療

❶ 解暑：綠豆淘淨，下鍋加水，大火一滾，取湯停冷色碧食之。如多滾則色濁，不堪食矣。(《遵生八箋》綠豆湯)

❷ 治消渴，小便如常：綠豆二升，淨淘，用水一斗，煮爛研細，澄濾取汁，早晚食前各服一小盞。(《聖濟總錄》綠豆汁)

❸ 治癰疽：赤小豆、綠豆、黑豆、川薑黃。上為細末，未發起，薑汁和井華水調敷；已發起，蜜水調敷。(《普濟方》)

❹ 治金石丹火藥毒，並酒毒、煙毒、煤毒為病：綠豆一升，生搗末，豆腐漿二碗，調服。一時無豆腐漿，用糯米泔頓溫亦可。(《本草匯言》)

❺ 解烏頭毒：綠豆四兩，生甘草二兩，煎服。(《上海常用中草藥》)

白蘿蔔

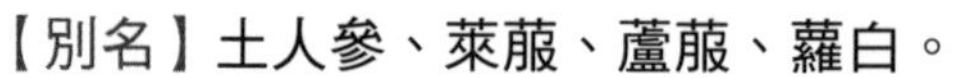

【別名】土人參、萊菔、蘆菔、蘿白。

【性味】味甘辛、性涼，入肺、胃、大腸經。

【功效】清熱生津、涼血止血、下氣實中、消食化滯、開胃健脾、順氣化痰。

【宜忌】弱體質者，脾胃虛寒者不宜

醫籍論述

♦ 《本草衍義》：「萊菔根，世皆言草木中惟此下氣速者，為其辛也，不然。如生薑、芥子又辛也，何止能散而已？萊菔辛而又甘，故能散緩而又下氣速也。散氣用生薑，下氣用萊菔。」

♦ 《本草衍義補遺》：「萊菔根，《本草》言其下氣速，往往見人食之多者，停滯成溢飲病，以其甘多而辛少也。」

- 《綱目》：「萊菔，根、葉同功，生食升氣，熟食降氣。蘇、寇二氏止言其下氣速，孫真人言久食澀營衛，亦不知其生則噫氣，熟則洩氣，升降之不同也。大抵入太陰、陽明、少陽氣分，故所主皆肺、脾、腸、胃、三焦之病。李九華云：萊菔多食滲人血。則其白人髭發，蓋亦由此，非獨因其下氣澀營衛也。」
- 《本草經疏》：「萊菔根，《本經》下氣消穀，去痰癖，肥健人，及溫中補不足，寬胸膈，利大小便，化痰消導者，煮熟之用也；止消渴，制面毒，行風氣，去邪熱氣，治肺痿吐血，肺熱痰嗽下痢者，生食之用也。」

養生食療

❶ 治食物作酸：蘿蔔生嚼數片，或生菜嚼之亦佳。乾者、熟者、鹽醃者，及人胃冷者，皆不效。（《瀕湖集簡方》）

❷ 治翻胃吐食：蘿蔔捶碎，蜜煎，細細嚼咽。（《普濟方》）

❸ 治失音不語：蘿蔔生搗汁，入薑汁同服。（《普濟方》）

❹ 治鼻衄不止：蘿蔔（搗汁）半盞，入酒少許，熱服，並以汁注鼻中皆良。或以酒煎沸，入蘿蔔再煎飲之。（《衛生易筒方》）

❺ 治消渴口乾：蘿蔔絞汁一升，飲之。（《食醫心鏡》）

❻ 治偏正頭痛：生蘿蔔汁……蜆殼，仰臥，隨左右注鼻中。（《如宜方》）

❼ 治滿口爛瘡：蘿蔔自然汁頻漱去涎。（《瀕湖集簡方》）

❽ 治腳氣走痛：蘿蔔煎湯洗之，仍以蘿蔔曬乾為末，鋪襪內。（《聖濟總錄》）

❾ 解毒清腸：蘿蔔中含有多種酶，能消除亞硝胺的致癌作用，其中的本質素能刺激機體免疫力，提高巨噬細胞的活性，增強其吞噬殺滅癌細胞的能力。蘿蔔的辣味來自芥子油，它可刺激腸蠕動，促進致癌物的排除。

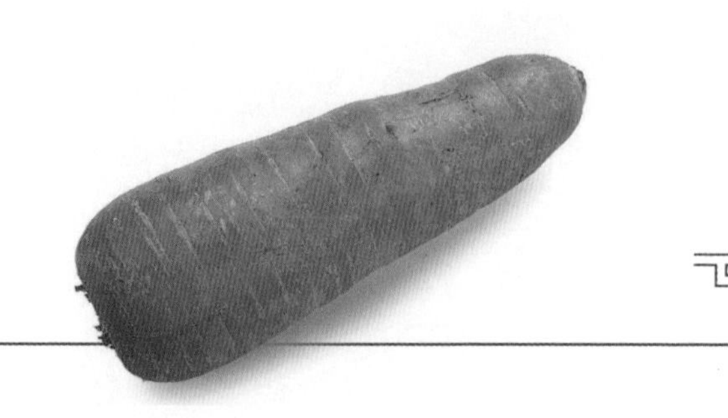

紅蘿蔔

【別名】胡蘿蔔。

【性味】味甘、性平，入肺、脾經。

【功效】健脾消食、利膈潤腸、改善貧血、安五臟、有益無損、明目益肝。

【宜忌】脾胃虛寒者不宜。

醫籍論述

♦ 《本草求真》：「胡蘿蔔，因味辛則散，味甘則和，質重則降。故能寬中下氣，而使腸胃之邪，與之俱去也。但書又言補中健食，非是中虛得此則補，中虛不食得此則健，實因邪去而中受其補益之謂耳。」

♦ 《醫林纂要》:「胡蘿蔔，甘補辛潤，故壯陽暖下，功用似蛇床子。」

養生食療

❶ 治麻疹：紅蘿蔔四兩，芫荽三兩，荸薺二兩。加多量水熬成二碗，為一日服量。

❷ 治水痘：紅蘿蔔四兩，風栗三兩，芫荽三兩，荸薺二兩。煎服。

❸ 治百日咳：紅蘿蔔四兩，紅棗十二枚連核。以水三碗，煎成一碗，隨意分服。連服十餘次。（選方出《嶺南草藥志》）

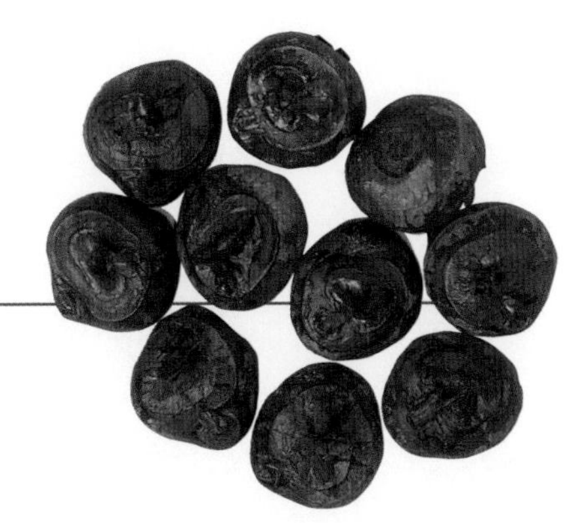

荸薺

【別名】馬蹄。
【性味】味甘、性寒。
【功效】清熱、生津、化痰、消積。
【宜忌】脾胃虛寒者不宜食。

醫籍論述

- 《本草備要》中早有「荸薺治五種噎隔」的記載。《本草匯編》還說：「荸薺入藥最消痞積，與鱉甲同用最佳，亦不耗真氣。」
- 《綱目》：「按王氏《博濟方》治五積冷氣攻心，變為五膈諸病，金鎖丸中用黑三棱，注云即梟茈乾者，則所謂消堅之說，蓋本於此。」
- 《本草新編》：「烏芋，切片曬乾，入藥最消痞積，與鱉甲同用最佳，亦不耗人真氣，近人未知入藥，特表而出之。地栗有家種、野產之分，藥用宜野產者為佳。然無野產，即揀家種之老者，切片連皮曬乾用之，不特消痞積，更能辟瘴氣也。或問，荸薺吳、越人喜啖，而吳、越人最多痞積，似乎荸薺非攻消品也，且其味甘甜帶補性。不知荸薺獨用則消腎氣，有瀉無補，與鱉甲、神曲、白朮、茯苓、枳殼之類並投，則能健脾去積，有補兼攻，所以單食則無功，同用則有益。」
- 《本草求真》：「烏芋，止一水果，何書皆言力能破積攻堅、止血、治痢、住崩、擦瘡、解毒發痘，清聲醒酒，其效若是之多，蓋以味甘性寒，則於在胸實熱可除，而諸實脹滿可消；力善下行，而諸血痢血毒可祛。是以冷氣勿食，食則令人每患腳氣。」

養生食療

❶ 治黃疸濕熱，小便不利：荸薺打碎，煎湯代茶，每次四兩。（《泉州本草》）

❷ 治下痢赤白：取完好荸薺，洗淨拭乾，勿令損破，於瓶內入好燒酒浸之，黃泥密封收貯。遇有患者，取二枚細嚼空心用原酒送下。（《唐瑤經驗方》）

❸ 治痞積：荸薺於三伏時以火酒浸曬，每日空腹細嚼七枚，痞積漸消。（《本經逢原》）

❹ 治大便下血：荸薺搗汁大半鐘，好酒半鐘，空心溫服。（《神秘方》）

❺ 治咽喉腫痛：荸薺絞汁冷服，每次四兩。（《泉州本草》）

❻ 治尋常疣：將荸薺掰開，用其白色果肉摩擦疣體，每日三至四次，每次摩至疣體角質層軟化，脫掉，微有痛感並露出針尖大小的點狀出血為止。連用七至十天。（《中華皮膚科雜誌》 12（2）：74，1966）

❼ 消食通滯：有關研究指出荸薺在動物體內有抑瘤效果。

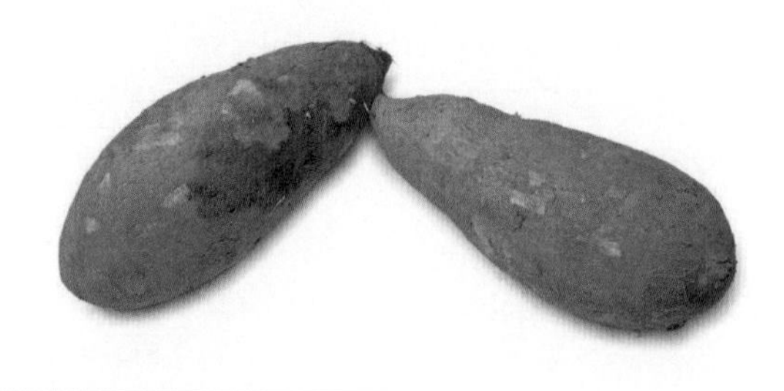

番薯

【別名】甘薯、紅薯、白薯、山芋、地瓜。

【性味】味甘、性平。

【功效】健脾胃、補中氣、通便秘。

【宜忌】中滿者不宜多食，能壅氣。

醫籍論述

- 《隨息居飲食譜》中記載，食用番薯可補脾胃、益氣力，以及禦風寒。
- 《中國藥學大辭典》更指明，番薯能治濕熱黃疸的因濕成熱。因熱成黃者，用番薯來煮食，黃氣會漸退，更可治遺精淋濁，每日早晚用番薯粉調服。至於治療小兒疳疾，可用番薯來潤燥生津、安神養胃，適量食用，自能痊癒。
- 於古代醫籍《金薯傳習錄》中，有指番薯能治濕熱黃疸，以其烹煮食用，能令黃疸自然消退。
- 《綱目拾遺》：「補中，和血，暖胃，肥五臟。白皮白肉者，益肺氣生津。煮時加生薑一片，調中與薑棗同功；（同）紅花煮食，可理脾血，使不外泄。」
- 《本草求原》：「涼血活血，寬腸胃，通便秘，去宿瘀臟毒，舒筋絡，止血熱渴，產婦最宜。和鯽魚、鱧魚食，調中補虛。」
- 《隨息居飲食譜》：「煮食補脾胃，益氣力，禦風寒，益顏色。凡渡海注船者，不論生熟，食少許即安。」
- 《嶺南采藥錄》：「醋煮服，治全身腫。」

養生食療

❶ 治酒濕入脾，因而飧泄者：番薯煨熟食。（《金薯傳習錄》）

❷ 治濕熱黃疸：番薯煮食，其黃自退。（《金薯傳習錄》）

❸ 治乳瘡：白番薯搗爛敷患處，見熱即換，連敷數天。（《嶺南草藥志》）

❹ 治瘡毒發炎：生番薯洗淨磨爛，敷患處，有消炎去毒生肌之效。（《嶺南草藥志》）

❺ 據報導，在番薯中發現了一種去氫表雄酮的物質，它能預防腸癌和乳腺癌的發生。

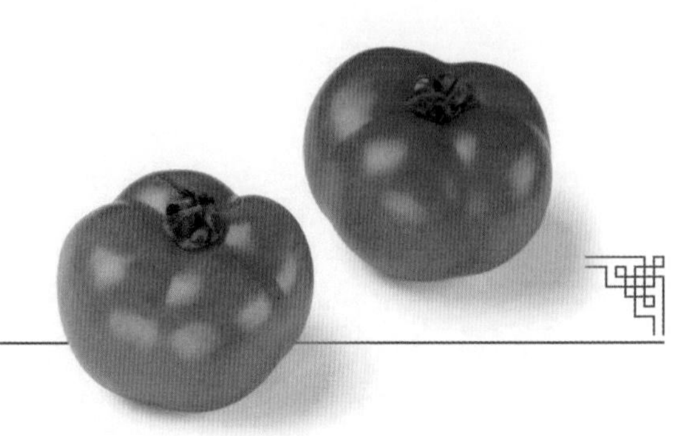

番茄

【別名】西紅柿。

【性味】味甘酸，性微寒。

【功效】清熱解毒、生津止渴、涼血活血。

【宜忌】急性腸炎及潰瘍期病人忌食。

醫籍論述

《陸川本草》：「生津止渴，健胃消食。治口渴，食慾不振。」

養生食療

❶ 皮膚感染：將鮮熟番茄去皮，加入一半量的新鮮蒲公英，共搗爛後敷患處，每日 2 至 3 次，可治真菌、感染性皮膚病。

❷ 美容防衰老：將鮮熟番茄搗爛取汁加一半青瓜汁，每天用其塗面，能使皮膚細膩光滑，美容防衰老。

❸ 高血壓食療：每天早晨選 1 至 2 個鮮熟番茄與新鮮車前草 20 至 30 克共搗爛服食。

❹ 貧血：將番茄 1 個、黑芝麻 10 克、阿膠 2 克，每日吃 1 至 2 次。需堅持服用。

❺ 消化不良：將榨取的番茄汁半杯，加入陳皮粉 2 克，混合後飲用，每天早晚各一次。

❻ 生津止渴：將 1 至 2 個番茄切片，加糖少許，熬湯熱飲或冷飲。

❼ 小便不利：將番茄汁和西瓜汁各半杯混合飲用，有利尿作用。

❽ 番茄所含茄紅素具抗氧化，清除自由基，保護細胞，使脫氧核糖核酸及基因免遭破壞，並有吸附有毒物質等作用。

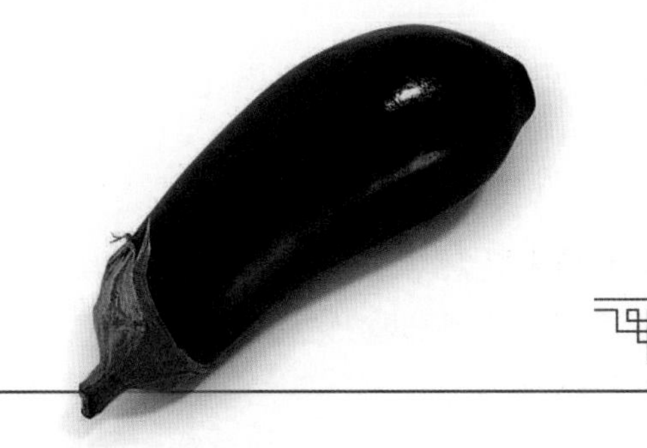

茄子

【別名】矮瓜。

【性味】味甘，性寒，入脾、胃、大腸經。

【功效】散血止痛、收斂止血、利尿、解毒。

【宜忌】脾胃虛寒、哮喘者不宜多吃。

醫籍論述

- 孟詵：「主寒熱，五臟勞。又醋摩之，敷腫毒。」
- 崔禹錫《食經》：「主充皮膚，益氣力，腳氣。」
- 《日華子本草》：「治溫疾，傳屍勞氣。」
- 《滇南本草》：「散血，止乳疼，消腫寬腸，燒灰米湯飲，治腸風下血不止及血痔。」
- 《醫林纂要》：「寬中，散血，止渴。」
- 《隨息居飲食譜》：「活血，止痛，消癰，殺蟲，已瘧，瘕疝諸病。」

養生食療

❶ 治大風熱痰：大黃老茄子不計多少，以新瓶盛貯，埋之土中，經一年盡化為水，取出，入苦參末同丸，如梧子。食已及欲臥時，酒下三十粒。(《本草圖經》)

❷ 治久患腸風瀉血：茄子大者三枚。上一味，先將一枚濕紙裹，於塘火內煨熟，取出入磁罐子，乘熱以無灰酒一升半沃之，便以蠟紙封閉，經三宿，去茄子，暖酒空心分服。如是更作，不過三度。(《聖濟總錄》茄子酒)

❸ 治熱瘡：生茄子一枚，割去二分，令口小，去瓤三分，似一罐子，將合於腫上角。如已出膿，再用，取瘥為度。（《聖濟總錄》茄子角方）

❹ 治婦人乳裂：秋月冷茄子裂開者，陰乾，燒存性，研末，水調塗。（《婦人良方補遺》）

❺ 中藥許多方劑及民間驗方中，時常使用「秋後老茄子」、「霜打茄子」。茄子中含有龍葵鹼、葫蘆素、水蘇鹼、膽鹼、紫蘇甙、茄色甙等多種生物鹼物質，其中龍葵鹼、葫蘆素被證實具抗癌能力，茄花、茄蒂、茄根、茄汁皆為良藥，古時就有用茄根治療腫瘤的配方。

竹筍

【別名】筍、竹萌、竹芽、竹胎。

【性味】味甘，性微寒，歸胃、肺經。

【功效】清熱豁痰、和中滑腸、消食解毒。

【宜忌】適宜於風熱或肺熱咳嗽，痰多色黃，有浮腫，腹水，心臟等病引起的水腫，並適宜於肥胖、便秘等患者食用。

醫籍論述

♦ 《本草求原》：「竹筍，甘而微寒，清熱除痰，同肉多煮，益陰血。痘疹血熱毒盛，不起發者，筍尖煮湯及入藥，俱佳。」

♦ 《隨息居飲食譜》：「筍，甘涼，舒鬱，降濁升清，開膈消痰。」

養生食療

❶ 治胃熱煩渴：竹筍 100 克、百合 20 克，煮爛食。1 日 2 次。

❷ 治小兒風疹初起：鮮竹筍 50 克、蟬衣 8 克，同煮湯食。1 日 1 次。

❸ 治小兒痰熱驚癇、發熱頭痛：鮮竹筍 30 克切成薄片，放入開水

中略煮片刻，撈起放入清水，浸泡後，再加入竹茹 10 克共煎煮取汁，一日分 2 次飲用。

❹ 治肺熱咳嗽：鮮竹筍 100 克、雪梨 1 個，同煮熟，調味佐膳。

❺ 治大便澀滯不暢：鮮竹筍 100 克、杏仁 4 克、粳米 100 克，煮粥食用。1 日 2 次。

❻ 治熱痰咳嗽、胸膈不利：竹筍 150 克，加陳皮 10 克，共同煎煮好，適量拌食。1 日 2 次。

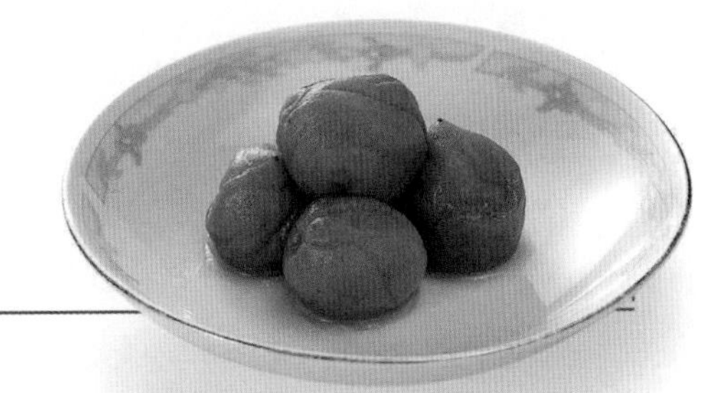

梅

【別名】烏梅、酸梅。

【性味】味酸，性平，入肝、脾、肺、大腸經。

【功效】淨腸泄熱解毒。梅子含有的檸檬酸和兒茶素，有抗菌、整腸、解毒的作用，能夠對排除食物中的病原菌與毒素有幫助。

【宜忌】適宜虛熱口渴、胃呆食少、胃酸缺乏（包括萎縮性胃炎胃酸過少者）、消化不良、慢性痢疾腸炎之人食用。

醫籍論述

- 王好古：「烏梅，能收肺氣，治燥嗽，肺欲收，急食酸以收之。」
- 《綱目》：「烏梅、白梅所主諸病，皆取其酸收之義。惟張仲景治蛔厥烏梅丸，取蟲得酸即止之義。《醫說》載曾魯公痢血百餘日，國醫不能療，陳應之用鹽水梅肉一枚，研爛，合臘茶入醋服之，一啜而安。大丞梁莊肅公亦痢血，應之用烏梅、胡黃連、灶下土等分為末，茶調服亦效。蓋血得酸即效，得寒則止，得苦則澀故也。」
- 《本草經疏》：「梅實，即今之烏梅也，最酸。《經》曰：熱傷氣，邪客於胸中，則氣上逆而煩滿，心為之不安。烏梅味酸，能斂浮熱，能吸氣歸元，故主下氣，除熱煩滿及安心也。下痢者，大腸虛脫也；好唾口乾者，虛火上炎，津液不足也；酸能斂虛火，化津液，固腸脫，所以主之也。其主肢體痛，偏枯不仁者，蓋因濕氣浸於經絡，則筋脈弛縱，或疼痛不仁；肝主筋，酸入肝而養筋，肝得所養，則骨正筋柔，機關通利而前證除矣。」

- 《本草新編》：「烏梅，止痢斷瘧，每有速效。」
- 《本草求真》：「烏梅，酸澀而溫，似有類於木瓜，但此入肺則收，入腸則澀，入筋與骨則軟，入蟲則伏，入於死肌、惡肉、惡痣則除，刺入肉中則拔，故於久瀉久痢，氣逆煩滿，反胃骨蒸，無不因其收澀之性，而使下脫上逆皆治。且於癰毒可敷，中風牙關緊閉可開，蛔蟲上攻眩僕可治，口渴可止，寧不為酸澀收斂之一驗乎。不似木瓜功專疏泄脾胃筋骨濕熱，收斂脾肺耗散之元，而於他症則不及也。但肝喜散惡收，久服酸味亦伐生氣，且於諸症初起切忌。」

養生食療

❶ 治大便下血不止：烏梅三兩（燒存性），為末，用好醋打米糊丸，如梧桐子大。每服七十丸，空心米飲下。（《濟生方》）

❷ 治小便尿血：烏梅燒存性，研末，醋糊丸，梧子大。每服四十丸，酒下。（《綱目》）

❸ 治婦人血崩：烏梅燒灰，為末，以烏梅湯調下。（《婦人良方》）

❹ 治消渴，止煩悶：烏梅肉二兩（微炒），為末。每服二錢，水二盞，煎取一盞，去滓，入豉二百粒，煎至半盞，去滓，臨臥時服。（《簡要濟眾方》）

❺ 治傷寒四、五日，頭痛壯熱，胸中煩痛：烏梅十四個，鹽五合。水一升，煎取一半服 ，吐之。（《梅師集驗方》）

❻ 治咽喉腫痛：烏梅一兩，雙花二兩。共為細末，煉蜜為丸，每丸一錢。一次一丸，含化徐徐咽下，日三次。（遼寧《中草藥新醫療法資料選編》）

豆腐

【別名】黎祁。各種豆類，如青豆、黑豆、豌豆、綠豆均可製作豆腐。

【性味】味甘，性平、涼或微寒，入脾、胃、大腸經。

【功效】益氣和中、生津潤燥、清熱解毒。

【宜忌】脾胃虛寒、經常腹瀉便溏者忌食。

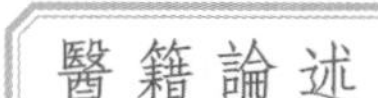

- 甯原《食鑒本草》:「寬中益氣，和脾胃，下大腸濁氣，消脹滿。」
- 《綱目》:「清熱散血。」
- 《醫林纂要》:「清肺熱，止咳，消痰。」
- 《本草求真》:「治胃火衝擊，內熱鬱蒸，症見消渴、脹滿。並治赤眼腫痛。」
- 《本草求原》:「解硫黃毒。」
- 《隨息居飲食譜》:「清熱，潤燥，生津，解毒，補中，寬腸，降濁。」
- 《本草求真》:「豆腐，經豆磨爛，加以石膏或鹵汁而成，其性非溫。故書皆載味甘而鹹，氣寒無毒，且謂寒能動氣。至云能和脾胃，正是火去熱除以後安和之語，並非裏虛無熱無火溫補之謂也。」
- 姚可成《食物本草》:「凡人初到地方，水土不服，先食豆腐，則漸漸調妥。」

養生食療

❶ 治休息痢：醋煎白豆腐食之。(《普濟方》)

❷ 治咳嗽：取植物油 50 克燒熱後加入蔥花與鹽少許， 再將 500 克豆腐倒入鍋內，炒、壓成泥狀，加杏仁 3 克，食醋 50 克，再加水少量燒開，盛出趁熱吃。

❸ 雞眼：晚上洗過腳後，用鴉膽子 1 粒搗碎，敷雞眼上，再加一塊厚 1 至 2 厘米的豆腐，大小以正好蓋住雞眼為宜。貼於腳上雞眼根部，再用塑膠布包好。次日晨拿掉豆腐，清洗雞眼患處，連敷幾天。

❹ 腳跟疼：透骨草 20 克，煎水泡腳，再將一塊豆腐蒸透了，再取出放在洗腳盆中，先將腳放在熱豆腐上薰蒸，等豆腐不太燙時再把腳踩上去，豆腐涼了熱一熱可繼續燙腳。如此反覆 5、6 次。

❺ 近年來發現豆腐含有大量大豆異黃酮，其抗氧化作用較強，是東方人常食佳餚之一。東方人罹患乳腺癌、大腸癌、前列腺癌的概率是西方人的 1/4，與飲食習慣有關。此外，豆腐（不計水分）含有約 10% 豆蛋白，25% 碳水化合物（糖類），20% 油脂（不飽和脂肪酸高達 61%）以及各種維他命、礦物質（微量元素），且不含膽固醇，是第二次世界大戰時著名的「田裏的牛肉」。其菜餚、藥膳和配方是營養保健和防治癌症的價廉易得的佳品。

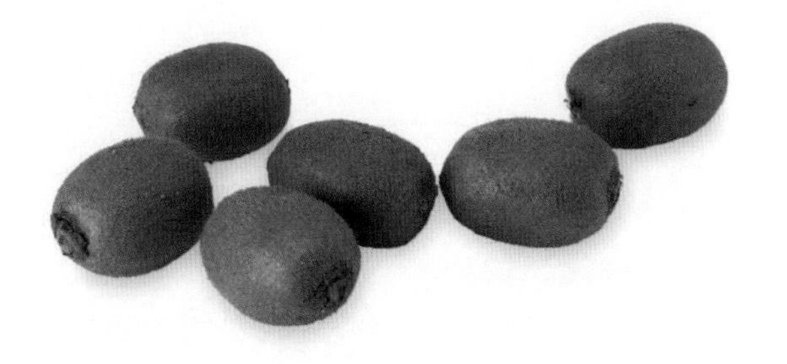

獼猴桃

【別名】猴子梨、山洋桃、野梨、狐狸桃、藤梨、奇異果。

【性味】味甘酸，性寒。

【功效】解熱、生津、通淋、抗癌。

【宜忌】脾胃虛寒者應慎食，經常性腹瀉及尿頻者亦不宜食用，月經過多及有流產先兆的婦女也應慎食，某些兒童會引致過敏反應，且不宜與牛奶等奶類同食。

醫籍論據

- 崔禹錫《食經》：「和中安肝，主黃疸，消酒。」
- 《開寶本草》：「冷脾胃，動泄澼。」

養生食療

❶ 治食慾不振、消化不良：獼猴桃乾果二兩。水煎服。（《湖南藥物誌》）

❷ 治偏墜：獼猴桃一兩，金柑根三錢。水煎去渣，衝入燒酒二兩，分兩次內服。（《閩東本草》）

❸ 獼猴桃還含有多種氨基酸和抗癌物質，具有保護心臟、增強體質、減輕疲勞等作用，可以作為日常蔬果食用。

檸檬

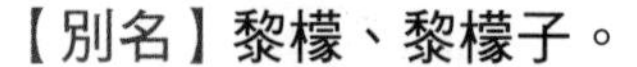

【別名】黎檬、黎檬子。

【性味】味酸，性甘平，入肺、胃經。

【功效】生津止渴、下氣和胃、祛暑清熱、疏滯化痰、止咳健胃、化食、解酒、排毒。

【宜忌】適合暑熱口乾煩渴、消化不良、胃部食脹者食用。

醫籍論述

- 《食物考》：「漿飲渴瘳，能辟暑。孕婦宜食，能安胎。」
- 《粵語》：「以鹽醃，歲久色黑，可治傷寒痰火。」
- 《嶺南隨筆》：「治巇。」
- 《綱目拾遺》：「醃食，下氣和胃。」

養生食療

❶ 開胃化痰：將檸檬洗淨後切片、去籽，按 1000 克檸檬片，2000 至 3000 克砂糖的比例，再加入 1/5 量的陳皮，與檸檬混合均勻。用一層檸檬、陳皮一層糖的方法裝入瓷罐或瓶中封閉嚴密，一周後即可食用。

❷ 除煩開胃，消暑止渴：檸檬 1 個、薄荷 1 克、紅茶 2 克、蜂蜜適量。先把紅茶放入用開水燙過的茶壺，再注入開水泡茶；檸檬切片，每片 3 至 4 毫米厚度，放入茶壺中，並加入薄荷，浸泡 4 至 5 分鐘，加入蜂蜜即可飲用。

❸ 清理血管：用新鮮檸檬 1 個帶皮切片、馬蹄（荸薺）5 個去皮，共同煮湯，每日飲用 1 次。中老年人經常飲用，清理血管中廢物，保護血管。

❹ 清熱解酒：取新鮮帶皮檸檬 60 克、新鮮雪梨 2 個，共同切碎略搗，絞汁後徐徐服用。

❺ 清爽頭目：取新鮮檸檬 1 個，去皮搗爛，泡開水當茶喝。

柑、橙

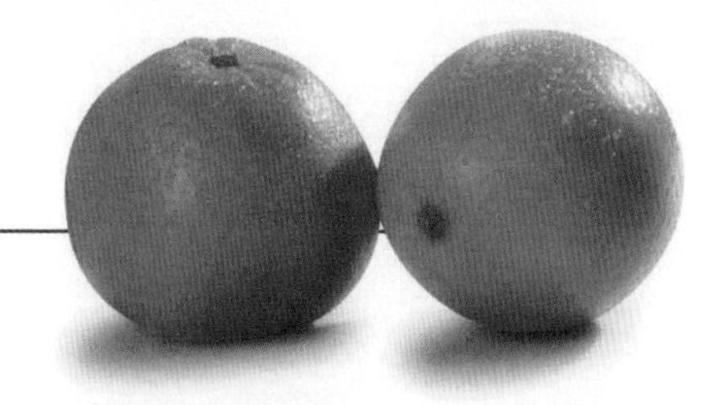

【別名】黃橙、金橙。

【性味】微涼，味甘、酸。

【功效】止嘔惡、寬胸膈、消癭、解酒、殺魚、蟹毒。

【宜忌】胸膈滿悶、噁心欲吐，以及癭瘤者宜食；胃陰不足、口渴心煩、飲酒過度；消化不良、胃氣不和、噁心嘔逆者宜。糖尿病人慎食。

醫籍論述

- 《本草拾遺》：「柑類有朱柑、乳柑、黃柑、石柑、沙柑。橘類有朱橘、乳橘、塌橘、山橘、黃淡子。此輩皮皆去氣調中，實總堪食，就中以乳柑為上。」
- 《本草衍義》：「乳柑子，今人多作橘皮售於人，不可不擇也。柑皮不甚苦，橘皮極苦，至熟亦苦。」
- 《綱目》：「柑皮比橘色黃而稍厚，理稍粗而味不苦，橘可久留，柑易腐敗。柑樹畏冰雪，橘樹略可，此柑、橘之異也。柑、橘皮今人多混用，不可不辨。」
- 崔禹錫《食經》：「食之下氣，主胸熱煩滿。」
- 《開寶本草》：「利腸胃中熱毒，止暴渴，利小便。」
- 《醫林纂要》：「除煩，醒酒。」
- 《本草衍義》：「脾腎冷人食其肉，多致藏寒或泄利。」
- 《醫林纂要》：「多食生寒痰。」
- 《隨息居飲食譜》：「風寒為病忌之。」

養生食療

❶ 咽喉癢，咳嗽：洗淨橙，剖半，在兩半橙肉上各用刀鎅三數刀後，加入杏仁 5 克搗碎，撒上一小撮的鹽，重新合起放飯碗，置煲內蓋上煲蓋隔水燉煮15至20分鐘即成，可用湯匙刮果肉果衣連汁同吃。

❷ 嘔吐，胸悶：乾或鮮橙皮泡茶，或煮湯飲用。

❸ 口臭：橙皮 10 克、藿香 10 克，煎湯漱口。

楊桃

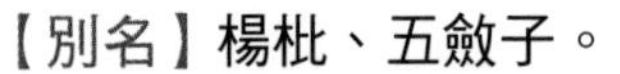

【別名】楊桃、五斂子。

【性味】味酸甘，性涼。

【功效】清熱、生津、利水、解毒。

【宜忌】適宜口渴、咽乾、小便不利，以及肉食多等人士食用。另如飲酒過量、宿食未消之人，也適合進食。一般身體健康正常者，均可適量進食。脾胃虛寒病者，吃太多有機會出現腹瀉。另亦有研究指出，患有腎臟疾病及腎機能不佳者，不宜食用楊桃。因楊桃屬於高鉀水果，過量食用後會加重腎臟的負荷，很可能引致嘔吐及眩暈等類似神經毒性中毒反應的現象。

醫籍論據

- 《玉楸藥解》：「寬胸利氣解酒。」
- 《藥性考》：「多食冷脾胃，動泄澼。」

養生食療

❶ 治風熱咳嗽：楊桃鮮食。（《泉州本草》）

❷ 通石淋：楊桃三至五枚，和蜜煎湯服。（《泉州本草》）

❸ 治瘧母痞塊：楊桃五至八枚，搗爛絞汁。每服一杯，日服二次。（《福建民間草藥》）

蘋果

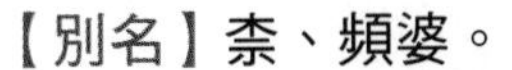

【別名】柰、頻婆。

【性味】味甘、酸，性平。

【功效】補中和脾、生津止渴，有健脾胃、補虛損作用。

【宜忌】糖尿病患者慎食。

醫籍論述

- 《千金食治》：「益心氣。」
- 孟選：「主補中焦諸不足氣，和脾；卒患食後氣不通，生搗汁服之。」
- 《飲膳正要》：「止渴生津。」
- 《滇南本草》：「燉膏食之生津。」
- 《滇南本草圖說》：「治脾虛火盛，補中益氣。同酒食治筋骨疼痛。搽瘡紅暈可散。」
- 《醫林集要》：「止渴，除煩，解暑，去瘀。」
- 《隨息居飲食譜》：「潤肺悅心，生津開胃，醒酒。」
- 《滇南本草》：「蘋果燉膏名玉容丹，通五臟六腑，走十二經絡，調營衛而通神明，解瘟疫而止寒熱。」

養生食療

❶ 解酒，飲酒過量：蘋果榨汁隨意飲用。

❷ 脾虛瀉泄：蘋果2個、山藥20克，生薏米30克，共同煎煮，飲湯，可食渣。

❸ 消化不良：蘋果2個、山楂10克、炒麥芽15克，共同煎煮，飲湯。

❹ 咳嗽咽痛：蘋果2個、魚腥草15克，共同煎煮，去渣飲湯。

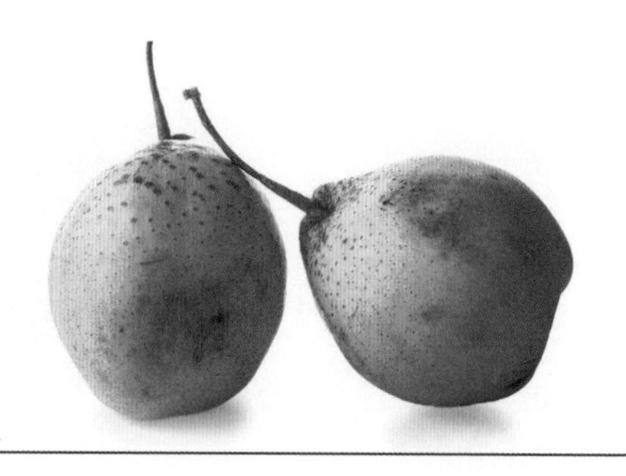

梨

【別名】快果、果宗。
【性味】味甘，性涼。
【功效】生津止咳，清心潤肺、潤燥、清熱、化痰。
【宜忌】脾胃虛寒者慎食。

醫籍論述

- 《本草衍義》：「梨，多食則動脾，少則不及病，用梨之意，須當斟酌，惟病酒煩渴人，食之甚佳，終不能卻疾。」
- 《綱目》：「《別錄》著梨，止言其害，不著其功，陶隱居言梨不入藥，蓋古人論病多主風寒，用藥皆用桂、附，故不知梨有治風熱、潤肺、涼心、消痰、降火、解毒之功也。今人痰病火病，十居六七，梨之有益，蓋不為少，但不宜過食爾。然惟乳梨、鵝梨、消梨可食，餘梨則亦不能去病也。」
- 《滇南本草》云：「治胃中痞塊食積。」

養生食療

❶ 治太陰溫病，口渴甚者：甜水梨大者一枚。薄切，新汲涼水內浸半日，（搗取汁）時時頻飲。（《溫病條辨》雪梨漿）

❷ 治太陰溫病口渴甚，吐白沫黏滯不快者：梨汁、荸薺汁、鮮葦根汁、麥冬汁、藕汁（或用蔗漿）。臨時斟的多少，和勻涼服，不甚喜涼者，重湯燉溫服。（《溫病條辨》五汁飲）

❸ 治消渴：香水梨（或好鵝梨，或江南雪梨，俱可），用蜜熬瓶盛，不時用熱水或冷水調服，止嚼梨亦妙。（《普濟方》）

❹ 治卒咳嗽：1. 梨一顆，刺作五十孔，每孔內置椒一粒，以面裹於熱火灰中煨令熟，出，停冷，去椒食之。2. 梨，去核，納酥蜜，面裹燒令熟，食之。3. 梨，搗汁一升，酥一兩，蜜一兩，地黃汁一升。緩火前，細細含咽。（《孟選方》）

❺ 治痰喘氣急：梨，剜空，納小黑豆令滿，留蓋合住，系定，糠火煨熟，搗作餅，每日食之。（《摘元方》）

❻ 治血液衰少，漸成噎膈：梨汁同人乳、蔗汁、蘆根汁、童便、竹瀝服之。（《本草求原》）

❼ 治反胃轉食，藥物不下：大雪梨一個，以丁香十五粒，刺入梨內，濕紙包四五重，煨熟食之。（《聖濟總錄》）

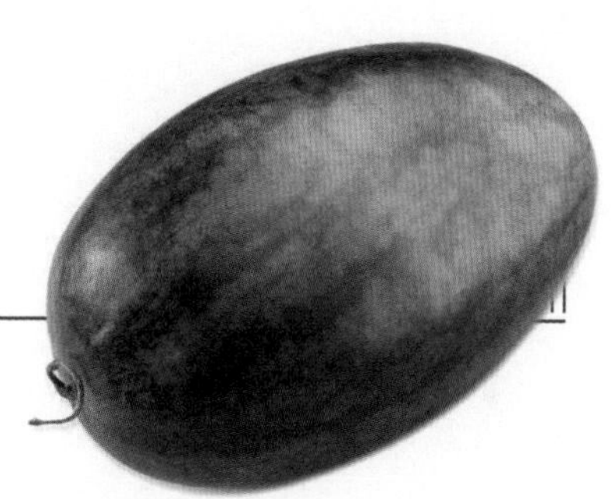

西瓜

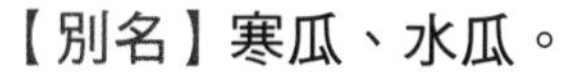

【別名】寒瓜、水瓜。

【性味】性寒，味甘。

【功效】清熱除煩、解暑生津、利尿。

【宜忌】明．汪穎《食物本草》云：「西瓜，性寒解熱，有天生百虎湯之號，然亦不宜多食。」李時珍《本草綱目》云：「西瓜、甜瓜，皆屬生冷，世俗以為醍醐灌頂，甘露灑心，取其一時快，不知其傷脾助濕之害也。」

醫籍論述

- 《日用本草》：「消暑熱，解煩渴，寬中下氣，利小水；治血痢。」
- 《夥膳正要》：「主消渴，治心煩，解酒毒。」
- 《丹溪心法》：「治口瘡甚者，用西瓜漿水徐徐飲之。」
- 《滇南本草》：「治一切熱症，痰湧氣滯。」

- 《綱目》：「西瓜、甜瓜，皆屬生冷，世俗以為醍醐灌頂，甘露灑心，取其一時之快，不知其傷脾助濕之害也。……《松漠紀聞》言有人苦目病，或令以西瓜切片曝乾，日日服之，遂愈。由其性冷降火故也。」
- 《本經逢原》：「西瓜，能引心包之熱，從小腸、膀胱下泄。能解太陽、陽明中暍及熱病大渴，故有天生白虎湯之稱。而春夏伏氣發瘟熱病，覓得隔年收藏者啖之，如湯沃雪。緣是世醫常以治冬時傷寒壞病煩渴，從未見其得愈者，良由不達天時，不明鬱發之故爾。」

養生食療

❶ 治陽明熱甚，舌燥煩渴者，或神情昏冒、不寐、語言懶出者：好紅瓤西瓜剖開，取汁一碗，徐徐飲之。（《本草匯言》）

❷ 治夏、秋腹瀉，煩躁不安：西瓜、大蒜，將西瓜切開十分之三，放入大蒜七瓣，用草紙包七至九層，再用黃泥全包封，用空竹筒放入瓜內出氣，木炭火燒乾，研末，開水吞服。（《草醫草藥簡便驗方匯編》）

❸ 大熱症者養陰生津。

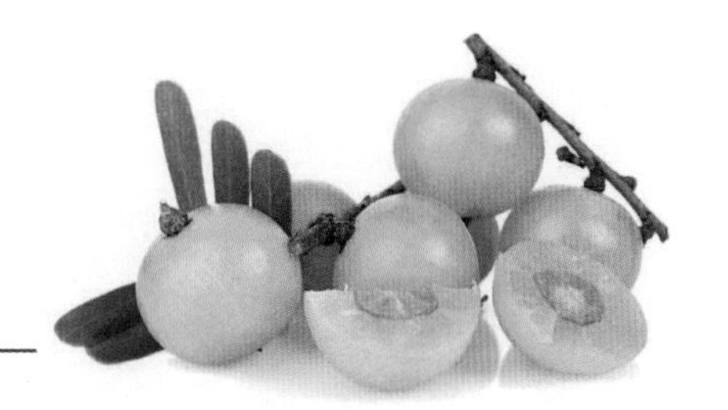

余甘果

【別名】余甘子、油柑、望果。
【性味】性涼，味酸、甘、澀。
【功效】清熱利咽、潤肺化痰、生津止渴。
【宜忌】脾胃虛寒者慎服。

醫籍論述

♦ 《唐本草》：「主風虛熱氣。」
♦ 《本草拾遺》：「主補益，強氣力。取子壓取汁和油塗頭生髮，去風癢，初塗發脫，後生如漆。」
♦ 《海藥本草》：「主上氣咳嗽。」
♦ 《南寧市藥物志》：「清涼解毒，治喉痹。」
♦ 廣州部隊《常用中草藥手冊》：「潤肺化痰，生津止渴。」

養生食療

❶ 治感冒發熱，咳嗽，咽喉痛，口乾煩渴，維他命 C 缺乏症：鮮余甘子果十至三十個。水煎服。（廣州部隊《常用中草藥手冊》）
❷ 治哮喘：滇橄欖二十一個，先煮豬心肺，去浮沫再加橄欖煮熟連湯吃。
❸ 治河豚魚中毒：滇橄欖生吃吞汁，並可治魚骨梗喉。（《昆明民間常用草藥》）
❹ 含有豐富的維他命 C、維他命 PP、維他命 A、B 族維他命和生物鹼、礦物質、余甘子酸、余甘子酚、黏液質。可生食，也可加工成蜜餞、糖果、飲料等，有輔助抗癌食療等作用。

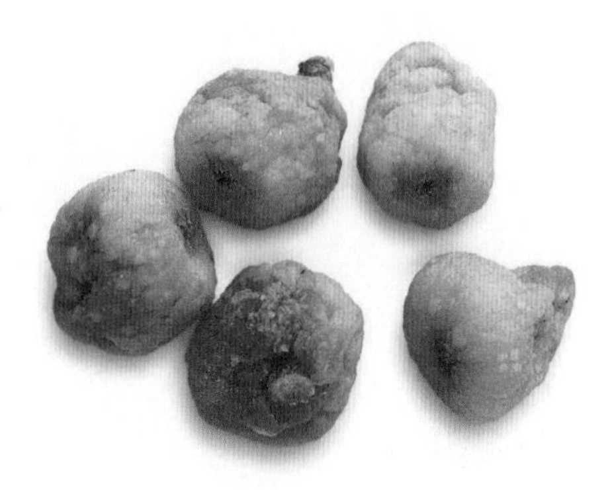

無花果

【別名】映日果、奶漿果、蜜果、樹地瓜、文先果、明目果。
【性味】味甘，性平，入肺、胃、大腸經。
【功效】健胃清腸、消腫解毒、清熱生津。
【宜忌】大便溏泄者不宜生食。

醫籍論述

- 《滇南本草》：「敷一切無名腫毒，癰疽疥癩癬瘡，黃水瘡，魚口便毒，乳結，痘瘡破爛；調芝麻油搽之。」
- 《便民圖纂》：「治咽喉疾。」
- 汪穎《食物本草》：「開胃，止泄痢。」
- 《綱目》：「治五痔，咽喉痛。」
- 《生草藥性備要》：「洗痔瘡。子，煲肉食，解百毒。蕊，下乳汁。」
- 《醫林纂要》：「益肺，通乳。」
- 《隨息居飲食譜》：「清熱，潤腸。」

養生食療

❶ 治咽喉刺痛：無花果鮮果曬乾，研末，吹喉。《泉州本草》）
❷ 治肺熱聲嘶：無花果五錢，水煎調冰糖服。（《福建中算藥》）
❸ 治痔瘡，脫肛，大便秘結：鮮無花果生吃或乾果十個，豬大腸一段，水煎服。（《福建中草藥》）

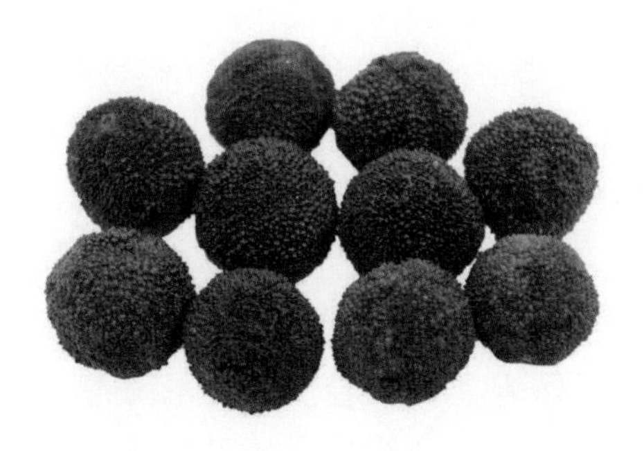

楊梅

【別名】珠紅、樹梅。

【性味】味酸甘，性溫。

【功效】生津、解渴、和胃、消食，用食鹽醃製的楊梅，能夠治胃腸脹滿、止嘔吐及噁心。

【宜忌】宜胃氣、脹滿，凡血熱、火旺及有牙齒疾患者忌食。根據前人經驗，楊梅忌與生葱同食。

醫籍論述

- 《泉州本草》有指，長有鼻瘜肉者，可用楊梅連核加冷飯粒搗極爛，敷於患處。另湯火傷患者，可用楊梅燒灰作末，調茶油敷。
- 《現代實用中藥》：「治口腔咽喉炎症。」
- 《中國藥植圖鑑》：「對心胃氣痛及霍亂有效。」
- 唐・孟洗：「切不可多食，甚能損齒及筋。」
- 《本草從新》：「多食發瘡致痰。」
- 《隨息居飲食譜》：「多食動血，諸病挾熱者忌之。」
- 《本經逢原》：「楊梅，能止渴除煩，燒灰則斷痢，鹽藏則止嘔噦消酒。但血熱火旺人不宜多食，恐動經絡之血而致衄也。其性雖熱，而能從治熱鬱，解毒」
- 《本草求真》：「楊梅，能治心煩口渴，消熱解毒。若或多食，則有損傷動血致衄之虞。緣人陰虛熱浮，氣血不歸，清之固屬不能，表之更屬不得，惟借此為酸收，則於浮熱可除，煩渴可解，並或因其過食，而致見有損傷動血之變矣。設使熱從實致，則食此味必不能效。」

養生食療

❶ 治痢：楊梅燒服之。（《普濟方》楊梅方）
❷ 治痢疾及預防中暑：楊梅浸燒酒服。或用五錢煎服。（江西《中草藥學》）
❸ 治胃腸脹滿：楊梅醃食鹽備用，越久越佳，用時取數顆泡開水服。（《泉州本草》）
❹ 治頭痛不止：楊梅為末，以少許嗃鼻取嚏。（《綱目》）
❺ 治一切損傷，止血生肌，無瘢痕：楊梅和鹽核杵之如泥，成挺子，竹筒中收，遇破即填，小可即敷之。（《經驗後方》）
❻ 治湯火傷：楊梅燒灰為末，調茶油敷。（《泉州本草》）
❼ 治鼻息肉或一般肉芽：楊梅（連核）合冷飯粒搗極爛，敷患處。（《泉州本草》）

杏

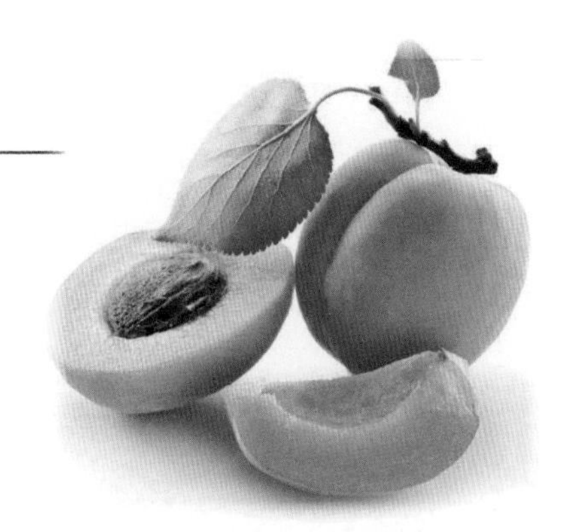

【別名】杏子、甜梅。

【性味】味甘酸，性溫，入肺、大腸經。

【功效】潤肺定喘、生津止咳。

【宜忌】適宜癌症患者食療。據研究，杏是維他命 B_{17} 含量最豐富的果品，而維他命 B_{17} 是抗癌物質。

醫籍論述

- 《千金食治》：「其中核猶未鞭者，採之曝乾食之，甚止渴，去冷熱毒。」
- 《滇南本草》：「治心中冷熱，止渴定喘，解瘟疫。」
- 《隨息居飲食譜》：「潤肺生津。」

養生食療

❶ 主咳逆上氣雷鳴，喉痹，下氣，產乳金瘡，寒心奔豚。（《神農本草經》）

❷ 解錫、胡粉毒。（《本草經集注》）

❸ 主驚癇，心下煩熱，風氣去來，時行頭痛，解肌，消心下急，殺狗毒。（《名醫別錄》）

❹ 治腹痹不通，發汗，主溫病。治心下急滿痛，除心腹煩悶，療肺氣咳嗽，上氣喘促。入天門冬煎，潤心肺。可和酪作湯，益潤聲氣。宿即動冷氣。（《藥性論》）

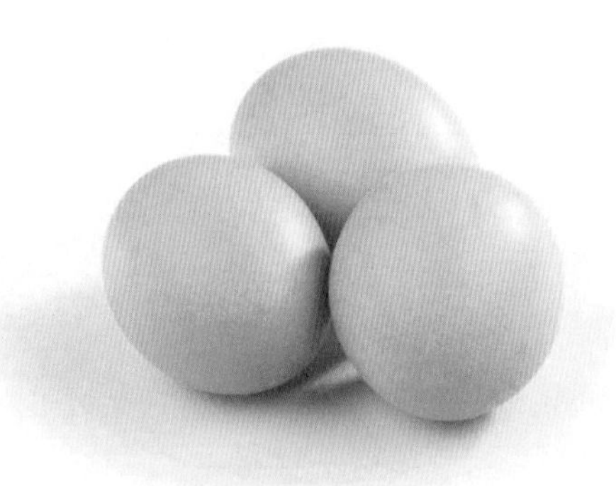

雞蛋

【別名】雞卵、雞子。

【性味】味甘、性平。

【功效】滋陰補虛、養血潤燥。雞蛋白具有清熱、潤肺功效，並可用於聲嘶、咽痛；而雞蛋黃有助養血、滋陰，適用於心煩、虛勞、胎動下血等症狀。

【宜忌】雞蛋一般都適合幼兒、老人及大多數人食用，能夠提供良好的營養，為滋補、養身的常用食材。古有雞蛋忌與甲魚、鯉魚同食的說法。

醫籍論述

- 《本草綱目》有云：「卵白，其氣清，其性微寒；卵黃，其氣渾，其性溫；卵則兼黃白而用之，其性平。精不足者，補之以氣，故卵白能清氣、治伏熱、目赤、咽痛諸疾。形不足者，補之以味，故卵黃能補血、治下痢、胎產諸疾。卵則兼理氣血，故治上列諸疾也。」
- 《本草經疏》：「雞蛋味甘氣平，無毒，凡癇痙等皆由火熱引起的疾病，雞子的甘味能緩火之標。平即是兼有涼性，能除熱，故主治癇痙及火瘡，以及傷寒少陰咽痛。」
- 《本草便讀》云：「雞子內黃外白，入心肺，寧神定魄，熟食可補脾胃，生食可養心營，退虛熱。」

- 《本草匯言》指：「胸中有宿食積滯未清者，勿宜用。」《飲食須知》：「多食動風氣。」
- 《本草拾遺》：「益氣，多食令人有聲。一枚以濁水攪，煮兩沸，合水服之，主產後痢。和蠟作煎餅，與小兒食之，止痢。」
- 《日華子本草》：「鎮心，安五臟，止驚，安胎。治懷妊天行熱疾狂走，男子陰囊濕癢，及開聲喉。醋煮，治久痢。和光粉炒乾，止小兒疳痢，及婦人陰瘡。和豆淋酒服，治賊風麻痹。」
- 《日用本草》：「治湯火疼痛。」
- 《隨息居飲食譜》：「補血安胎，濡燥除煩，解毒息風，潤下止逆。」

養生食療

❶ 治妊娠胎不安：雞子一枚，阿膠（炒令燥）一兩。上二味，以清酒一升，微火煎膠令消後，入雞子一枚，鹽一錢，和之，分作三服，相次服。（《聖濟總錄》雞子羹）

❷ 治耳聾：新雞卵一枚，巴豆一粒（去皮、心膜）。上二味先以雞卵上開一竅，將巴豆內雞卵中，以紙兩重，面黏貼蓋，卻與雞抱以其餘卵雞子出為度，取汁滴於耳內，日三，二次，五七日。（《聖濟總錄》滴耳雞卵方）

❸ 治咳逆吐膿血：雞子一枚，甘草二分（炙），甘遂一分，大黃二分，黃芩二分。上五味，以水六升，煮取二升，去滓，內雞子攪令調，盡飲之。忌海藻、菘菜。（《僧深集方》雞子湯）

❹ 治頭風播之白屑起：新生烏雞子三枚，以沸湯五升，揚之使溫，打破雞子，內入攪令勻，分為三度，沐令發生，去白屑風癢。（《聖惠方》雞子沐湯）

❺ 治蛛、蠍、蛇傷：雞子一個，輕敲小孔，合之。（《兵部手集方》）

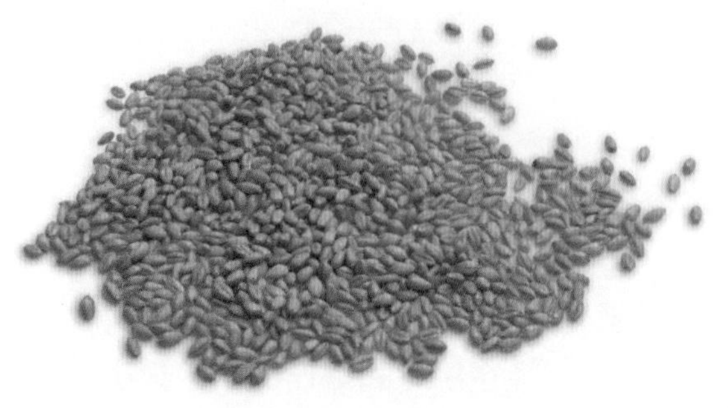

小麥

【別名】麥來。

【性味】味甘，性涼。

【功效】養心神、斂虛汗。

【宜忌】小麥對於改善心血不足、心神不定、體虛汗多、婦女臟躁等症狀尤其合適。凡體虛自汗、盜汗多者，宜食浮小麥；《本草綱目》便有指「陳者煎湯飲，止虛汗。」但糖尿病患者則應節制進食。至於《本草綱目拾遺》也有記載：「小麥麵，補虛實人膚體，厚腸胃，強氣力。」是指食用小麥麵（小麥製成的麵粉，或其製成品），能助體質虛的人，強體健膚，增力氣及益腸胃。至於《本草綱目》及《飲食須知》則列明小麥不宜與蘿蔔、枇杷等一同食用。

醫籍論述

- 陶弘景：「小麥入湯劑，都是完整入藥，治療熱病，作成麵是溫性的。」
- 《本草圖經》：「小麥性寒，作麵則溫而有毒，做麴則平胃止利，其皮為麩，性寒，調中去熱，如同大豆做成醬豉後性味不同一般。」
- 《唐本草》：「小麥湯用，不許皮拆，云拆則溫，明面不能消熱止煩也。」
- 《本草綱目拾遺》：「小麥麵，補虛，實人膚體，厚腸胃，強氣力。」

養生食療

❶ 治婦人臟躁，喜悲傷欲哭，數欠伸：甘草三兩，小麥一升，大棗十枚。上三味，以水六升，煮取三升，溫分三服。亦補脾氣。

❷ 治消渴口乾：小麥用炊作飯及煮粥食之。（《食醫心鏡》）

❸ 治泄痢腸胃不固：白麵一斤，炒令焦黃，每日空心溫水調（服）一匙頭。（《飲膳正要》）

❹ 治內損吐血：飛羅麵不計多少，微炒過，濃磨細墨一茶腳，調下二錢。（《產乳備要》）

❺ 治老人五淋，身熱腹滿：小麥一升，通草二兩。水三升，煮取一升飲之。（《養老奉親書》）

❻ 治婦人乳癰不消：白麵半斤，炒令黃色，醋煮為糊，塗於乳上。（《聖惠方》）

❼ 治金瘡血出不止：生麵乾敷。（《藺氏經驗方》）

❽ 治火燎成瘡：炒麵，入梔子仁末，和油調（塗）之。（《千金方》）

❾ 治湯火傷未成瘡者：小麥炒黑為度，研為末，膩粉減半，油調塗之。（《經驗方》）

❿ 小麥對於改善心血不足、心神不定、體虛汗多、婦女臟躁等症狀尤其合適。凡體虛自汗、盜汗多者，宜食浮小麥，但糖尿病患者則應節制進食。

蕎麥

【別名】淨腸草、鹿蹄草、莜麥。
【性味】味甘，性涼。
【功效】健胃、消積、止汗。
【宜忌】實腸胃、益氣力、續精神。氣盛有濕熱者宜食用之。蕎麥不宜多食，亦能動風氣，令人昏眩。

醫籍論述

◆《綱目》：「蕎麥，最降氣寬腸，故能煉腸胃滓滯，而治濁、帶、泄痢腹痛上氣之疾。氣盛有濕熱者宜之。若脾胃虛寒人食之，則大脫元氣而落鬚眉，非所宜矣。孟詵云益氣力者，殆未然也。按楊起《簡便方》云，肚腹微微作痛，出即瀉，瀉亦不多，日夜數行者，用蕎麥麵一味作飯，連食三四次即愈。予壯年患此兩月，瘦怯尤甚，用消食化氣藥，俱不效，一僧授此而愈，轉用皆效，此可徵其煉積滯之功矣。《普濟》治小兒天吊及曆節風方中，亦用之。」

◆《本草求真》：「蕎麥，味甘性寒，能降氣寬腸，消積去穢，凡白帶、白濁、泄病、痘瘡潰爛、湯火灼傷、氣盛濕熱等症，是其所宜。且炒焦熱水沖服，以治絞腸痧腹痛；醋調塗之，以治小兒丹毒赤腫亦妙；蓋以味甘入腸。性寒瀉熱，氣動而降，能使五臟滓滯，皆煉而去也。若使脾胃虛弱，不堪服食，食則令人頭暈。」

養生食療

❶ 治絞腸痧痛：蕎麥麵一撮。炒黃，水烹服。（《簡便單方》）
❷ 治禁口痢疾：蕎麥麵每服二錢。砂糖水調下。（《坦仙皆效方》）
❸ 治男子白濁，女子赤白帶下：莜麥炒焦為末，雞子白和，丸梧子大。每服五十丸，鹽湯下，日三服。（《綱日》濟生丹）
❹ 治痘疹潰爛，膿汁淋漓，疼痛者：蕎麥，磨取細粉，痘瘡破者，

以此敷之；潰爛者，以此遍撲之。（《痘疹世醫心法》蕎麥粉）

❺ 治湯火燒：蕎麥麵炒黃色，以井華水調敷。（《奇效良方》）

❻ 治腳雞眼：以荸薺汁同蕎麥調敷腳雞眼。三日，雞眼瘰即拔出。（《本草撮要》）

❼ 治癰疽發背，一切腫毒：蕎麥麵、硫黃各二兩。為末，井華水和作餅曬收。每用一餅，磨水敷之，痛則令不痛，不痛則令痛。（《仁齋直指方》）

燕麥

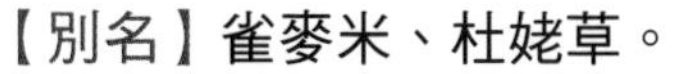

【別名】雀麥米、杜姥草。

【性味】味甘，性溫。

【功效】補虛固表，降脂減肥。

【宜忌】適宜體虛自汗、多汗、易汗、盜汗者食用；適宜高血壓病、高脂血癥、動脈硬化者食用。

醫籍論述

♦ 《唐本草》：「主女人產不出。煮汁飲之。」

♦ 《品匯精要》：「去蟲。」

養生食療

❶ 治汗出不止：燕麥全草一兩，水煎服，或加米糠五錢。（《湖南藥物志》）

❷ 燕麥的纖維豐富、水溶性纖維含量相當高，對於排便很有幫助。燕麥還具有抗高血黏度和抗血小板聚集等作用。

麥麩

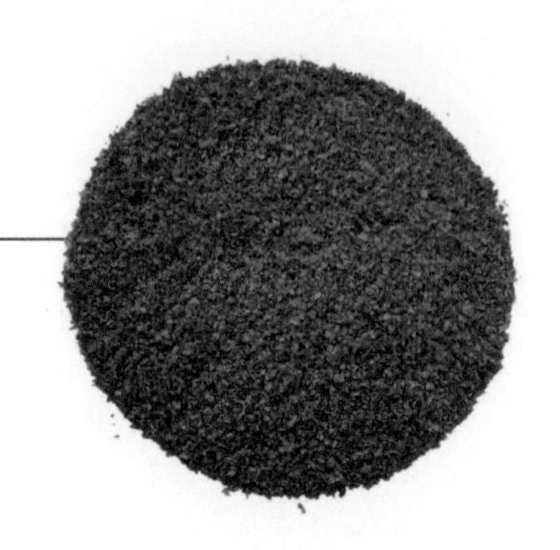

【別名】麩子。
【性味】味甘，性平。
【功效】除熱止渴、利尿、益胃、除煩。
【宜忌】適養胃健脾。

醫籍論述

- 《本草拾遺》：「和麵作餅，止泄利，調中去熱，健人。以醋拌蒸熱，袋盛，熨腰腳傷折處，止痛散血。」
- 《日華子本草》：「治時疾熱瘡，湯火瘡爛，撲損傷折，瘀血，醋炒貼窨。」
- 《綱目》：「醋蒸熨手足風濕痺痛，寒濕腳氣，互易至汗出。末服止虛汗。」
- 《綱目》：「麩乃麥皮也，與浮麥同性，而止汗之功次於浮麥，蓋浮麥無肉也。」

養生食療

❶ 治產後虛汗：小麥麩、牡蠣等分。為末，以豬肉汁調服二錢，日二服。（《胡氏婦人方》）
❷ 治走氣作痛：釅醋拌麩皮，炒熱，袋盛熨之。（《生生編》）
❸ 治小便尿血：麵麩炒香，以肥豬肉蘸食之。（《集玄方》）
❹ 治小兒眉瘡：小麥麩炒黑，研末，酒調敷之。（《綱目》）
❺ 麥麩能預防並對防治腸癌、糖尿、高膽固醇血症、高脂血症、便秘、痔瘡等有益。

米皮糠

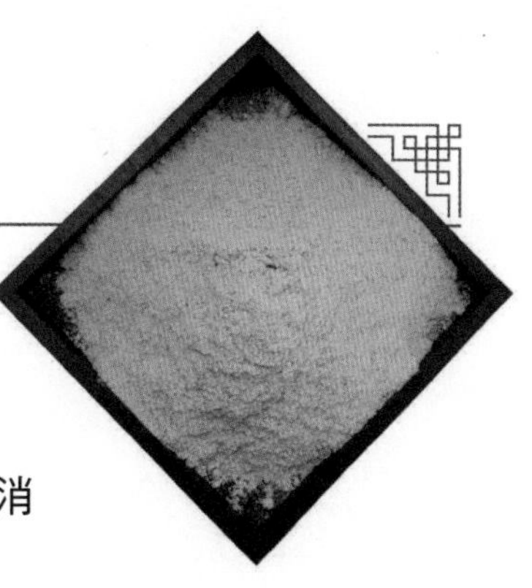

【別名】米糠、細糠、杵頭糠。
【性味】味甘苦，性平。
【功效】通腸、開胃、下氣、消積。
【宜忌】能用來治療噎膈不適，以及對於消化胃部的積滯有效。

醫籍論述

《本經逢原》：「舂杵頭糠，能治噎膈，消磨胃之陳積也，然惟暴噎為宜。」

養生食療

❶ 治隔氣，咽喉噎塞，飲食不下：碓嘴上細糠，蜜丸如彈子大，不計時候，含一丸，細細咽津。(《聖惠方》)
❷ 治咽喉妨礙如有物，吞吐不下：杵頭糠、人參、炒石蓮肉各一錢。水煎服，日三次。(《聖濟總錄》)
❸ 治腳氣常作：穀白皮五升（切勿取斑者，有毒）。以水一斗，煮取七升，去滓，煮米粥常食之，即不發。(《千金翼方》穀白皮粥)
❹ 下氣消積，有疏通消化道作用。

花生

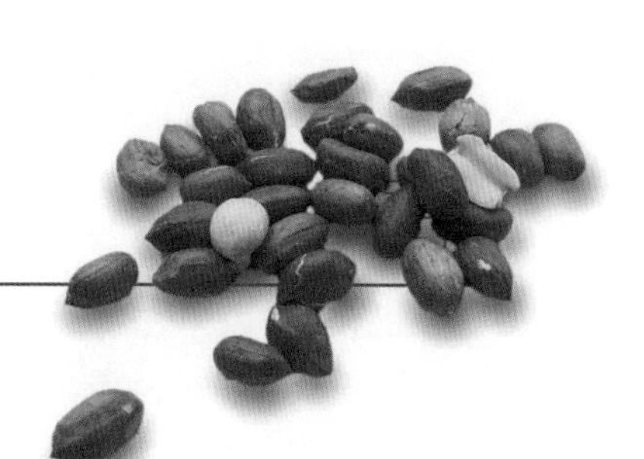

【別名】落花生、長生果。
【性味】味甘，性平。
【功效】補氣、潤肺、健脾、開胃。
【宜忌】適宜營養不良、食慾不振、咳嗽痰喘之人食用。兒童、青少年及老年人亦適食，有助於常人滋補保健。陰虛內熱，或內火素旺之人，少食炒花生，以免助熱升火。花生霉變後忌食，因為霉變後會產生致癌性很強的黃曲霉毒素。根據前人經驗，花生不可與香瓜同食。

醫籍論述

- 《本經逢原》：「長生果，能健脾胃，飲食難消者宜之。或云與黃瓜相反，予曾二者並食，未蒙其害，因表出之。」
- 《本草備要》：「花生辛能潤肺，香能紓脾，果中佳品。」
- 《綱目拾遺》：「花生本有滌痰之功， ……取淨肉沖湯服，痰嗽自安。世俗以火炒食，反能生痰。」
- 《滇南本草圖說》：「鹽水煮食養肺。」
- 《劉啟堂經驗秘方》：「長生果不可與黃熟瓜同吃，黃熟瓜即香瓜。」、「小兒多食，滯氣難消。」
- 《本草求真》：「花生，按書言此香可舒脾，辛可潤肺，誠佳品也，然云炒食無害，論亦未周。蓋此氣味雖純，既不等於胡桃肉之熱，複不類烏芋、菱角之涼，食則清香可愛，適口助茗，最為得宜。第此體潤質滑，施於體燥堅實則可，施於體寒濕滯，中氣不運，恣啖不休，保無害脾滑腸之弊乎？仍當從其體氣以為辨別，則得之矣。」

養生食療

❶ 治久咳、秋燥，小兒百日咳：花生（去嘴尖），文火煎湯調服。（《杏林醫學》）

❷ 治腳氣：生花生肉（帶衣用）三兩，赤小豆三兩，紅皮棗三兩。煮湯，一日數回飲用。（《現代實用中藥》）

❸ 治乳汁少：花生米三兩，豬腳一條（用前腿）。共燉服。（《陸川本草》）

椰汁

【別名】椰子、椰奶、椰漿。

【性味】味甘，性涼。

【功效】清熱、降暑、生津、止渴、益氣、驅風。

【宜忌】適宜發熱，或暑熱天氣，口燥乾渴之人食用。《海藥本草》：「多食動氣，故氣虛之人忌食。」

醫籍論述

- 《開寶本草》：「止血，療鼻衄，吐逆霍亂，煮汁服之。」
- 《綱目》：「治卒心痛，燒存性，研，以新汲水服一錢。」
- 《本草求原》：「治夾陰風寒邪熱，煮汁飲。」、「消疳積白蟲，小兒青瘦。合蜜食。」
- 《綱目拾遺》：「椰子殼熬膏，塗癬良。」
- 《本草求原》：「治夾陰風寒寒熱。」
- 《華夷花木考》：「祛暑氣。」
- 《粵志》：「療齒疾，凍瘡。」
- 《中國藥植圖鑒》：「搽神經性皮炎。」
- 《海藥本草》：「主消渴，吐血，水腫，去風熱。」
- 《開寶本草》：「益氣，去風。」

養生食療

❶ 咽乾口渴：椰汁直接飲用。

❷ 小便不利、水腫：椰汁直接飲用。

❸ 椰子殼止血、止痛，治療鼻衄、心腹痛、吐逆。

各類藥食調理方

口瘡、鼻黏膜潰瘍

【材料】 雞蛋 1 隻、取鳳凰衣（雞蛋殼內膜）適量。
【製法】 將雞蛋煮熟，取內膜，按口瘡或鼻內潰瘍大小剪切。
【功效】 斂瘡、止痛。
【用法】 將鳳凰衣敷貼在患處。

牙痛

◆ 方法一

【材料】 露蜂房 5 克、蒼耳子 5 克。
【製法】 將露蜂房與蒼耳子置鍋中炒黃後研極細粉。
【功效】 解毒祛風止痛。
【用法】 用紗布單層包裹藥粉，咬在牙痛處。

◆ 方法二

口含 1 片鮮生薑在牙痛處，可減輕或清除牙痛。或用老生薑 10 克、細辛 3 克、鮮藕節 20 克共搗爛，加水 200 毫升煎至 100 毫升，一次服用。

腮腺炎腫痛

將赤小豆 5 克研末後，生雞蛋取出蛋清，加入赤小豆粉末中，攪勻後外敷於患處，每日 1 次，以 5 日為一療程。

腫毒疼痛或頸項淋巴結炎腫痛

可用去皮生山藥 10 至 12 克，再加上 1 至 2 個蓖麻子，一同搗爛後敷於患處。

瘰癧：淋巴結腫大

♦ 方法一

牡蠣（煅）160 克、玄參 120 克、芙蓉花 100 克，搗羅為末，以麵糊丸如桐子大，早晚食後，臨臥各服 30 丸。

♦ 方法二

芙蓉葉 20 克，和雞膽汁為膏貼之。

急性發炎（如急性淋巴結炎、局部紅腫、急性腮腺炎等）

以生薑 10 克、去皮去刺的仙人掌 20 克，一同搗爛如泥後敷於患處。

鼻出血、皮膚及黏膜等出血

【材料】 山藥 30 克、藕節炭 20 克、田七 10 克。

【製法】 山藥、藕節炭及田七加水 3 碗煎煮至 1 碗。

【功效】 益脾胃、補陰血，對血小板減少或再生障礙性貧血等，屬氣陰不足證，有皮膚黏膜出血、鼻衄、煩熱、口乾者有良好的補血止血作用。

【服法】 一日分 3 次服。

心胸肺

長年咳嗽不止

生薑 1000 克取汁，雪梨汁 500 克，加入白蜜 500 克，放入鍋中同煎煉至黏稠。每日 3 次，每次 1 茶匙。

痰多氣喘

可用鮮山藥去皮後搗爛至半碗分量，再加上甘蔗汁半碗混合後，一同煮至沸熟後即可飲用。

肺結核咳血

【材料】 白芨 5 克、田七 2 克、雞蛋 1 隻、白糖少許。

【製法】 將雞蛋去殼後倒於碗中打散，將白芨和田七研成粉後放入雞蛋中拌勻，然後用沸滾水沖和，碗中再加入白糖。

【功效】 收斂止血。

【服法】 早晚各空腹服食 1 次。

氣短咳嗽

【材料】 百合 30 克、黃精 15 克、陳皮 10 克。

【製法】 將百合、黃精、陳皮洗淨，加水適量，放砂鍋內文火慢燉，燉熟後食鹽調味。可飲湯及食用湯料。

【功效】 益氣止咳。

【服法】 每日 1 至 2 次。

心慌、氣短、心律不齊、胸悶、胸痛者

【材料】 蛋黃油。

【製法】 蛋黃油的製法，是將雞蛋煮熟後，取走蛋白留下蛋黃，每次可用 5 至 8 隻雞蛋蛋黃。將蛋黃放入已用小火燒乾的鐵鍋，再以中小火慢慢烤蛋黃，並將蛋黃用鍋壓碎翻炒，再逐漸加大火力，使蛋黃焦爛變黑，並逐漸出油狀液體。這些液體即為蛋黃油，去渣後可放入清潔的瓷瓶中備用。

【功效】 養心益氣。

【服法】 每日食用 2 次，每次約 0.5 至 1 毫升。

心神不安

【材料】 百合 20 克、浮小麥 20 克、炙甘草 10 克、大棗 3 枚、大米適量。

【製法】 將各藥材洗淨，炙甘草另裝紗布袋中並封口，先將大米、浮小麥及紗布袋加水同煮至米熟，再放入百合、大棗，煲煮成粥後取出紗布袋，食用粥品及配料。

【功效】 養心安神。

【服法】 每日 1 至 2 次。

消化系統

疝氣

【材料】 白胡椒 7 粒、橘核 5 克、小茴香 3 克、雞蛋 1 隻。

【製法】 將白胡椒、橘核、小茴香一同研成細末，再於雞蛋一頭開一小孔，倒出蛋白後留蛋黃於蛋內，將藥粉細末倒入蛋內，以濕紙封口包裹。置於炭火上烤熟烘乾後，即可去殼再研成細末。

【功效】 行氣固攝。

【服法】 於睡前以開水沖服，連服 1 至 2 周。

食魚蟹後嘔吐、腹痛

生薑 10 克、蘇葉 10 克、甘草 4 克，共煎水飲用。

胃酸過多

牡蠣、海螵蛸、瓦楞子各 30 克，共研細粉，每次服 2 至 3 克，每日 2 至 3 次。

胃寒腹痛，嘔吐瀉泄

生薑 10 克、丁香 6 克、藿香 10 克，放入鍋中，加水一碗，煎為半碗飲用。

小兒腹痛、泄瀉

生薑 5 克、食鹽 0.5 克，搗爛後敷放臍部。

肝胃氣痛、吞酸

【材料】 元胡 20 克、雞蛋殼 9 克。
【製法】 將二者焙乾後研成細末。
【功效】 行氣制酸。
【服法】 每日服用 2 次，每次服 2 至 3 克。

肝炎黃疸

雞骨草 15 克、茵陳 20 克、夏枯草 30 克，水適量，煎煮服用，一日分兩次服用。

婦科

急性乳腺炎

將黃柏 10 克研成細末後，加入新鮮蒲公英 20 克或乾品 15 克，研細粉。用適量生雞蛋清調成糊狀，敷於患處。

月經不調、脾腎虛弱者

用肉蓰蓉 15 克、大棗 10 枚、乾薑 3 克，洗淨後與 1 隻雞蛋同煮，待蛋熟後去殼再煮約 30 分鐘，再加入紅糖 10 克即可食用，可每日食用 1 至 2 次。

月經不調血熱者

將馬齒莧 50 克與雞蛋 1 隻同煮，待蛋熟後去殼再煮約 30 分鐘，即可吃蛋飲湯，每日食用 1 次。

月經不調血虛者

將當歸 15 克與雞蛋 2 隻同煮，待蛋熟後去殼再煮約 30 分鐘，之後再加入紅糖 20 克即可食用，每次月經後食用 1 次，吃蛋飲湯。

月經不調虛寒型者

用艾葉 20 克用米醋炒後，與雞冠花 10 克加水同煎成湯汁，乘熱沖入 2 隻雞蛋黃中，於月經前每日服用 1 次，可連服一周。

閉經

用益母草 40 克、玫瑰花 10 克、紅花 10 克，以及雞蛋 1 隻，加適量清水同煮。待蛋熟去殼再煮 30 分鐘，之後再加紅糖，即可吃蛋飲湯，連服 1 至 2 周，每日服 1 隻蛋，飲湯汁。

崩漏（即月經過多或淋漓不斷者）

用百草霜 15 克、阿膠珠 12 克一同加水煎煮約 30 分鐘，之後取其湯汁，趁熱倒入 1 個雞蛋黃中拌勻，一日可食用 1 至 2 次。

白帶過多

♦ 方法一

用馬齒莧 40 克、烏賊骨 12 克加適量清水同煮 30 分鐘，即可飲湯，每日 1 次，可連服 1 至 2 周。適宜於濕熱者。

♦ 方法二

預備烏賊骨 2 克、白果仁 2 粒，將兩者研成細末備用。再取 1 隻雞蛋於頂部鑽開一小孔，並倒入藥粉，再以紙封口後，待蒸熟即可服用，可連續 1 周每日服食 1 次。適宜於寒濕者。

遺尿

【材料】 生龍骨 15 至 30 克、桑螵蛸 3 至 10 克、金櫻子 3 至 10 克、雞蛋 1 至 2 隻。

【製法】 先將生龍骨、桑螵蛸與金櫻子加水 4 碗，小火煮至 1 碗，取藥汁，在火上沸滾後，改用小火，去殼打入雞蛋，毋須攪拌。待蛋熟後，吃蛋喝湯。

【功效】 固腎止遺。

【服法】 8 歲以下用上方三種材料之小劑量，每日吃 1 隻雞蛋；8 歲以上至成人，用上方三種材料之大劑量，每日吃 2 隻雞蛋。10 天一個療程，連續服用 1 至 3 個療程。

尿血

將雞蛋 1 隻，於大頭處鑽開一孔，以大黃 3 克和血餘炭 1 克研成粉後，倒入雞蛋中，再用濕紙將雞蛋開口處封住，置於鍋中蒸熟後即可食用，可每日服食 1 次。

水腫浮腫

浮腫又稱水腫，指體內水液代謝障礙。浮腫可遍及全身，也可限於局部。某些人如產婦出現的「產後浮腫」，以及懷孕期間的婦科「妊娠腫脹」便很普遍。另有一些是本身機能不佳而引致的，例如脾虛人士常見的水濕困脾而浮腫。

♦ 方法一：西瓜翠衣山藥湯

【材料】 西瓜翠衣 50 克、山藥 25 克、清水適量、糖少許。

【製法】 先將西瓜翠衣和山藥洗淨，鍋中下適量清水，放入西瓜翠衣及山藥，大火滾起後，以細火慢烹。煮約 60 至 90 分鐘，熄火後加入少許糖調味即可。

【功效】 健脾、利水、消腫。

【服法】 每日飲用 1 至 2 次。

♦ 方法二：鯉魚冬瓜赤小豆湯

【材料】 鯉魚（約 1 斤）、冬瓜 20 克、赤小豆 30 克、清水適量。

【製法】 先將鯉魚去鱗及內臟，清洗乾淨。冬瓜、赤小豆分別洗淨，赤小豆用水浸一會盛起。鍋中下適量清水，先放入赤小豆，煮至赤小豆較爛時，加入鯉魚、冬瓜，一起煮至熟爛，即可飲用。

【功效】 除濕、利水及消腫。鯉魚性平，入脾、腎經，具利水、消腫、下氣作用，可治水腫脹滿、腳氣等症。赤小豆性平，能健脾胃及利水除濕。冬瓜味甘、淡，性涼，入肺、大腸、膀胱經，常用作解暑熱、消熱痰外，更是清熱、利水佳品。冬瓜清熱祛濕利尿，是腎病、浮腫病患者適合食用的蔬菜。以這三種材料炮製湯飲，能起利水、消腫及祛濕作用。

【服法】 每日飲用 1 至 2 次。

♦ 方法三：蘆根桑白皮飲

【材料】 蘆根 30 克、桑白皮 12 克、清水適量。

【製法】 先將蘆根洗淨後切段，備用。鍋中加適量清水，放入蘆根煎煮 10 分鐘。隨後放入桑白皮，再煮約 15 分鐘，即可趁熱飲用。

【功效】 清熱、利水及消腫。桑白皮甘、寒，入肺經，具有瀉肺平喘及利水消腫作用，常用於肺熱咳喘、面目浮腫、小便不利等症。蘆根甘、寒，歸肺、胃經，能清熱、生津、除煩、止嘔及利尿，主治熱病煩渴、胃熱嘔吐、肺熱咳嗽等。以這兩種藥材加水煎煮飲用，能助消腫、利水及清除熱毒。

【服法】 每日飲用 1 至 2 次。

♦ 方法四：冬瓜皮黃芪湯

【材料】 冬瓜皮 30 克、黃芪 10 克、清水適量。

【製法】 先將冬瓜皮及黃芪分別清洗乾淨。鍋中注適量清水，以大火燒滾。放入冬瓜皮及黃芪，煎煮約 30 分鐘，即可飲用。

【功效】 益氣消腫。冬瓜皮味甘，性涼。具有利尿、消腫功效，常用於水腫脹滿、小便不暢、暑熱口渴、小便短赤之證型。黃芪又名黃耆，性甘，微溫，歸肺、脾、肝、腎經。有益氣固表、斂汗固脫、利水消腫的功效。適量飲用冬瓜皮黃芪湯，可助益氣、消腫。

【服法】 每日約飲用 1 至 2 次。

◆ 方法五：車前草大腹皮湯

【材料】 車前草 30 克、大腹皮 15 克、清水適量。

【製法】 車前草、大腹皮分別洗淨，備用。鍋中注入適量清水，燒滾後放入車前草、大腹皮。以小火煎煮30分鐘，即可飲用。

【功效】 寬中、利水、消腫。大腹皮性味辛及微溫，歸脾、胃、大腸及小腸經。主要藥效為下氣、寬中、行水、消腫。常用於濕阻氣滯、脘腹脹悶、大便不暢、水腫脹滿、腳氣浮腫及小便不順等證型。車前草味甘、淡及性平，歸膀胱、肝及膽經。具有利尿、消腫、清肝利膽等功效。以車前草配大腹皮煮湯飲用，有寬中行氣，利水消腫作用。

【服法】 每日飲用 1 至 2 次。

◆ 方法六：葵花絲瓜湯

【材料】 老絲瓜 1 個、向日葵花盤 1 個、雞蛋 1 隻。

【製法】 先將老絲瓜和向日葵花盤加五碗水後煎煮成約一碗，再用另一大碗將雞蛋打散。然後用沸滾的老絲瓜和向日葵盤藥汁，沖入雞蛋中。

【功效】 通絡消腫。

【服法】 每日飲用 1 至 2 次。

小便不利、頻急

小便不利或頻急可見於水腫、虛勞、腰痛及暈眩的範疇，也可見於慢性腎炎等病。患者常見肺、脾、肝、腎等虧損，部分會有水腫，寒濕鬱滯等問題。

◆ 方法一：黃花菜紫菜車前子湯

【組成】 黃花菜 12 克、紫菜 10 克、車前子 12 克、清水適量。

【製法】 將黃花菜、車前子洗淨，備用。鍋中加入適量清水，用大火燒開後放入紫菜，改以小火。再滾起時加入黃花菜及車前子，繼續以小火煮成湯，即可飲用。

【功效】 具有清熱解毒、止渴利尿之功。黃花菜利濕熱、清煩熱，紫菜軟堅清熱，車前子利水通淋，適合小便不利，水腫等患者飲用。

【服法】 每日飲用 1 至 2 次。

◆ 方法二：大白菜薏苡仁粟米鬚湯

【材料】 薏苡仁 30 克、大白菜 60 克、粟米鬚 20 克、清水適量、鹽少許。

【製法】 先把大白菜洗乾淨，切段備用。薏苡仁洗淨，放入砂鍋中，加入適量清水，先用大火燒開後，改用小火煮至酥爛。放入大白菜、粟米鬚，煮至熟透，即可飲用。

【功效】 清熱、利濕、利尿及消腫，適合尿少，水腫等患者食用。大白菜具有解渴、養胃生津、清熱解毒、利尿通便等功用。薏苡仁又名薏仁，性味甘淡微寒，能利水滲濕、健脾、補肺、除痹及清熱排膿。粟米鬚有利尿的作用，是常用以改善腎功能的良材。飲用大白菜薏苡仁粟米鬚湯，能助改善排尿不暢，水腫等問題，並可消腫及清熱毒。

【服法】 每日飲用 1 至 2 次。

◆ 方法三：蘆薈白茅根粳米粥

【材料】 蘆薈 15 克、白茅根 20 克、粳米 50 克、冰糖 10 克、清水適量、糖少許。

【製法】 蘆薈洗淨，切成細絲，用榨汁機榨取汁液。白茅根洗淨，與粳米一起放入鍋內，加水適量，用武火燒沸，再用文火煮約 40 分鐘，放入蘆薈汁液略煮。最後加入冰糖，待糖溶後即可食用。

【功效】 清熱解毒、利尿、消腫及止血。蘆薈味苦，性寒。歸肝、大腸經，具有瀉下、清肝等佳效。白茅根味甘，性寒。歸肺、胃、膀胱經，此品常用於咳血、吐血、尿血等血熱妄行之出血疾患，而且能清肺、胃及膀胱之熱。將之配以蘆薈及大米煮成甜粥，可清熱利濕，通便排毒。

【服法】 每日飲用 1 至 2 次。

♦ 方法四：豬苓益母草茯苓淮山湯

【材料】 豬苓 10 克、益母草 15 克、茯苓 15 克、淮山藥 10 克、清水適量。

【製法】 將豬苓、益母草、茯苓、淮山藥分別洗淨。把各材料一同放入鍋中，加入適量清水，先用大火煮沸，再用文火煮約 30 鐘，即可去渣後飲湯。

【功效】 具有補中益氣、利尿消腫功效。豬苓味甘、淡，性平，歸腎、膀胱經。具有利水、滲濕之效。常用於小便不利、水腫、泄瀉及淋濁等。將之配合益母草、茯苓及淮山藥熬湯，適於水濕滯留等患者。

【服法】 每日飲用 1 至 2 次。

♦ 方法五：冬瓜皮白茅根水

【材料】 冬瓜皮 30 克、茯苓皮 20 克、白茅根 15 克、清水適量。

【製法】 冬瓜皮、茯苓皮及白茅根研成粗粉末狀。燒滾開水，備用。冬瓜皮、茯苓皮及白茅根粉放入壺中，用沸水沖泡，即可趁熱飲用。

【功效】 清熱、利尿、涼血、止血。冬瓜皮性涼及味甘，具利尿、消腫功效，常用於舒緩水腫脹滿、小便不利、暑熱口渴、小便短赤之不適。茯苓皮性平，味甘淡，利水消腫。白茅根歸胃、肺及膀胱經，性寒及味甘，能涼血、止血、清熱助解毒。以冬瓜皮及白茅根泡水飲用，有助改善其水腫、血尿、蛋白尿等徵狀。
【服法】 每日飲用 1 至 2 次。

♦ 方法六：益智桑螵蛸湯

【材料】 益智仁 20 克，桑螵蛸 30 克，菟絲子 12 克，黑米 30 克。
【製法】 以上三味洗淨，焙乾，研成細粉；黑米加適量清水煮成粥。
【功效】 固腎縮尿，適於腎虛不固、夜尿頻急者。
【服法】 每日早晚用黑米粥送服細粉 2 至 4 克；可連續服用 2 周。

♦ 方法七：白果雞蛋

【材料】 雞蛋 1 隻、生白果仁 2 至 3 粒。
【製法】 先將雞蛋的頭部穿一小孔，再將生白果仁研成的細末，倒入雞蛋中，然後用紙封住蛋孔後，煎煮 30 分鐘。
【功效】 縮尿、止帶，適於小便頻數、白帶等症。
【服法】 可每日食用 1 隻雞蛋。

♦ 方法八：龍骨金櫻蛋

【材料】 生龍骨 20 克、金櫻子 10 克、雞蛋 1 隻。
【製法】 先將生龍骨與金櫻子加水 4 碗，小火煮至 1 碗，取藥汁，在火上沸滾時，用小火，去殼打入雞蛋，毋須攪拌。
【功效】 固澀縮尿，適於尿頻、遺尿等。
【服法】 待蛋熟後，吃蛋喝湯。小兒減量服用。

♦ 方法九：南瓜子石韋湯

【材料】 生南瓜子 20 克、石韋 15 克、王不留行籽 12 克、瞿麥 10 克。
【製法】 將石韋、王不留行籽及瞿麥用清水沖洗後，加入適量清水，煎煮 30 至 40 分鐘，去渣。
【功效】 利水通淋散結，適宜於尿急、尿頻、小便不利等慢性前列腺炎症狀。
【服法】 飲湯並同時嚼服南瓜子，每日 1 至 2 次。

♦ 方法十：公英湯

【材料】 蒲公英 20 克、馬齒莧 15 克。

【製法】 將蒲公英、馬齒莧洗淨，先大火煮開，再小火煎煮 20 分鐘，去渣取湯即可。

【功效】 適合泌尿系感染所致尿頻、尿急、小便赤濁，或兼有虛煩、低燒等癥。

【服法】 每日量分 2 次服用，連服 1 周左右。

♦ 方法十一：益智湯

【材料】 益智仁 12 克、菟絲子 15 克。

【製法】 將益智仁、菟絲子洗淨放入布袋，一起入鍋，加水適量，先武火後文火共煎 40 分鐘左右，取汁代茶飲。

【功效】 暖腎固精縮尿。適用於腎陽虛衰之尿頻。

【服法】 每日量分 2 次服用。

♦ 方法十二：桑螵蛸散

【材料】 桑螵蛸 50 克。

【製法】 將桑螵蛸去雜質，篩淨，打成細粉。

【功效】 補腎固精，溫陽縮尿。適用於腎陽不足之尿頻。

【服法】 每日 2 次，每次 1 至 2 克。

腎炎浮腫

茯苓 15 克、車前草 15 克、豬苓 10 克，與雞蛋 1 隻同煮熟後，吃蛋飲湯。

肛腸

痔瘡、肛裂

用適量的蛋黃油塗於患處。蛋黃油的製法，是將雞蛋煮熟後，取走蛋白留下蛋黃，每次裝作可用 5 至 8 隻雞蛋蛋黃。然後將蛋黃放入已用小火燒乾的鐵鍋，再以中小火慢慢烤蛋黃，並將蛋黃用鍋鏟壓碎翻炒，再逐漸加大火力，使蛋黃焦爛變黑，並逐漸出油狀液體。這些液體即為蛋黃油，去渣後可放入清潔的瓷瓶中備用。

痔瘡、痔疾出血

【材料】 藕節炭 30 克、木耳 10 克、槐花 20 克。

【製法】 以清水將木耳浸泡 1 小時後洗淨，槐花和藕節炭洗淨後與木耳同落鍋，煲煮約 40 分鐘後即可飲用，連湯渣食用，效果更好。

【功效】 涼血止血、散結利腸。

【服法】 每日 1 至 2 次。

脫肛

用血餘炭6克、五倍子10克和金櫻子10克研成細粉後，混合均勻研粉後，每次適量，放入臍部，填平，用膠布固定，每日 1 次，連用 1 至 2 周。

皮膚護理

皮膚過敏性紫癜

【材料】 生牡蠣 90 克。

【製法】 加水 2000 毫升，煎成 600 毫升。

【功效】 收斂抗敏、止血。

【服法】 分 3 次溫服，兒童酌減。

扁平疣、尋常疣等

【材料】 薏苡仁 40 克、馬齒莧 10 克、田七 10 克、白糖少許。
【製法】 馬齒莧及田七放紗布袋內封口，薏苡仁洗淨加適量水後齊放鍋中，小火煮 50 分鐘，再加白糖煎煮片刻即成。
【功效】 祛濕、化瘀、散結，
【服法】 每日飲食 1 至 2 次，可飲湯並食薏苡仁。

酒渣鼻

【材料】 白色牽牛子 3 克、雞蛋白 1 隻。
【製法】 將牽牛子研極細末，以雞蛋白調為糊狀。
【功效】 潤膚解毒。
【用法】 每晚塗患處，白天洗去。

皮膚瘙癢、濕疹

♦ 方法一：蛋黃油

【材料】 雞蛋黃 1 隻。
【製法】 將雞蛋煮熟，取出蛋黃，置鍋內慢慢煎出蛋黃油。
【功效】 祛濕止癢。
【用法】 用蛋黃油塗患處。

♦ 方法二：馬齒莧馬鈴薯粥

【材料】 馬鈴薯 50、馬齒莧 30 克、粳米 30 克。
【製法】 馬鈴薯去皮洗淨，切成小塊榨汁；馬齒莧、粳米淘洗乾淨，放入鍋內，加水適量煮沸，再用文火熬粥，粥將成時加入馬鈴薯生汁稍煮片刻即成。
【功效】 有消炎解毒、祛濕清熱之功效。
【服法】 每日 1 至 2 次。

◆ 方法三：薏米小豆湯

【材料】 薏苡仁 30 克、赤小豆 15 克、蟬衣 10 克、白癬皮 12 克。

【製法】 將薏苡仁、赤小豆、蟬衣、白癬皮淘洗淨，放入鍋中，加水適量同煮熟即成，飲湯，食薏苡仁、赤小豆。

【功效】 清熱祛濕止癢。

【服法】 每日 1 至 2 次。

◆ 方法四：綠豆夏枯草湯

【材料】 綠豆 30 克、夏枯草 15 克、地膚子 12 克。

【製法】 將綠豆、夏枯草、地膚子淘洗淨，放入鍋中，加水適量同煮熟即成。

【功效】 滋陰清熱、止癢祛濕。

【服法】 每日 1 至 2 次。

青春痘、疔腫等皮膚問題

綠豆 10 克研成細粉後，加入適量雞蛋白調成糊狀，每日早晚敷患處，連敷數日。

皮膚乾燥

將蛋黃 1 隻、橄欖油 1 茶匙、蜂蜜 1 茶匙，調成糊狀後於睡前敷於面部，約半小時後，即可用清水沖洗，有助改善乾性皮膚乾燥問題。

皺紋

用蛋黃 1 隻、杏仁 10 克搗爛、橄欖油少許、麵粉半匙。將以上材料混合均勻後備用，於早晚洗面後塗於面部約 15 分鐘，然後再用手指在面部及皺紋集中處按摩 5 至 10 分鐘。連續使用數月，有助美容及減少細小皺紋之效。

腳癬

黃柏 18 克和苦參 10 克煎煮濃液，用溫水洗淨雙腳後，再將藥汁加入淘米水中加熱後浸泡雙腳約 30 分鐘，連續使用一周。

皮膚癬症

將硫磺1克研成極細粉後，再混入茶匙蛋黃油中調勻，用以塗於患處，有助改善成人各種癬患。

過敏性皮炎

將雞蛋殼50克洗淨後，將其焙乾並研成細粉，每日3次，每次1至2克，以溫開水送服。

白癜風

可將生薑切片後，直接擦患處，並摩擦至皮膚發紅發熱，每日擦3至4次，可連續用藥2至3個月。

脂溢性皮炎

可將生薑榨汁後，用藥棉蘸點薑汁，再反覆塗擦患處，每日3至4次。

褥瘡

【材料】 生薑10克、茶油50毫升。
【製法】 將生薑切片後，放入茶油中浸泡2至3日。
【功效】 生肌祛毒作用。
【用法】 可局部敷於褥瘡。

四肢

手指有疔瘡和紅腫疼痛

【材料】 白礬 3 克、雞蛋 1 隻。

【製法】 先於雞蛋一端開一小口，再將白礬研成細粉後倒入雞蛋孔中，用小棒在蛋內將白礬和蛋拌匀後，再將手指伸入雞蛋中，然後用紙封住隙縫，以蠟燭烤雞蛋，熱度以能耐受為限。

【功效】 消腫止痛。

【用法】 外敷患處，可連續進行 2 至 3 天。

肩周炎

透骨草 100 克和細辛 60 克研細粉，加入白酒，調為糊狀，外敷痛處。

四肢麻木冷痛

艾葉 10 克和老鸛草 15 克共入鍋內，加適量水，大火燒開後文火煎煮 30 至 40 分鐘，去渣飲湯，一日量分 2 次飲。

其它

青少年白髮

將何首烏 30 克、黑豆 30 克、旱蓮草 20 克、雞蛋 2 隻，加水適量同煮，待蛋熟後去殼再煮約 30 分鐘，可吃蛋喝湯。

目赤腫痛

【材料】 生白礬 1 至 3 克、雞蛋白 1 隻。

【製法】 將生白礬研為細末，與雞蛋白調匀。

【功效】 清熱、消腫、止痛。

【用法】 搽敷患處（敷搽於患眼周圍，不要入眼內）。

肺腎兩虛

【材料】 冬蟲夏草 10 克、老雄鴨 1 隻，米酒、生薑、葱白、胡椒粉、食鹽及水各適量。

【製法】 ❶ 將鴨先洗淨，去毛和清除內臟，之後剁去鴨尾及鴨腳，略為汆水，撈起待涼。

❷ 冬蟲夏草用溫水洗淨，生薑、葱白切好備用。將鴨頸部略劈開，將冬蟲夏草填入鴨腹內，然後放入盤中。

❸ 以適量清水，將食鹽、胡椒粉、米酒調勻成調味料，注入盤中。

❹ 用薄棉紗密封盤口，隔水蒸約兩小時，之後去掉棉紗，拿走生薑、葱白，即可食用。

【功效】 補肺腎兩虛、益精髓。適用於虛勞咳喘、自汗盜汗、陽痿遺精、腰膝軟弱、久虛等症。

【服法】 每日 1 次食用。

盜汗及陰汗

牡蠣及五倍子各等量研細粉，有汗處撲之。

常見病食療方

感冒咳嗽

感冒咳嗽是常見病、多發病，食療的方法應該是最適合的。如果沒有併發症或嚴重的發燒、繼發肺炎等等，最好不要動輒就用抗生素，容易造成抗生素濫用、抗藥性等嚴重問題。

生薑梨杏款冬花飲

【材料】 生薑 5 片、雪梨 1 個、杏仁 10 克、款冬花 20 克、蜂蜜 1 茶匙、水適量。

【製法】 分別把生薑、雪梨、杏仁、款冬花洗淨。生薑、梨切成薄片，各材料一同放入鍋內，加水適量。先用大火煮沸，再轉文火煮 15 分鐘，加蜂蜜調味，趁熱喝及吃梨。

【功效】 疏散風寒、化痰潤肺。適用於感受風寒後的感冒、咳嗽，以及鼻塞不通等。

【服法】 每日飲用 2 次。

金銀花山楂浙貝母茶

【材料】 金銀花 30 克、浙貝母 10 克、魚腥草 20 克、桑葉 15 克、蘆根 12 克、生薑 2 片、蜂蜜少許、水適量。

【製法】 金銀花、浙貝母、魚腥草、桑葉、蘆根、生薑放砂鍋內，加水適量，煎沸 5 至 7 分鐘。濾出藥液，加水再煎一次後去渣取汁，將兩次藥液混合，下蜂蜜調味即成。

【功效】 清熱解毒、宣肺化痰，方中多味清熱解毒、宣肺、化痰之味，適用於風熱感冒或流感之發熱、咽痛、咳嗽咳喘等。

【服法】 每日飲用 2 次

生薑杏仁蜜

【材料】 生薑 200 克、白蜜 100 克、杏仁 20 克。

【製法】 生薑榨汁、杏仁搗爛，入白蜜，同置火上以小火煎煮，煎至黏稠時停火。

【功效】 潤肺止咳，用於感冒後咳嗽仍不癒者。

【服法】 每日 3 次，每次 1 匙。

慢性咳喘

慢性咳喘多責之肺、脾、腎，宜用食療較長時間調理，清肺、益肺、健脾，補腎等方法提升人體正氣。如無感染等併發症，長期使用抗生素也是不適合的，容易造成抗藥性、藥物依賴等嚴重問題。

蓮藕銀耳粥

【材料】 鮮藕 500 克（不去節）、鮮梨汁 50 毫升、銀耳 50 克、粳米 50 克、水及冰糖適量。

【製法】 將鮮藕洗淨後切成小片並榨汁，再將銀耳和粳米加適量的水熬粥，待粥快熟時倒入藕汁和梨汁，再稍微煮一下即可食用。服用時可酌量加適量冰糖調味。

【功效】 滋陰潤肺化痰。鮮藕性味甘寒，可清熱生津，涼血止血；鮮梨汁潤肺、清痰、降火；銀耳潤肺滋陰。適用於肺燥陰虛的咳嗽或痰中帶血。

【服法】 每日 1 至 2 次。

秋梨白藕汁

【材料】 白藕及水適量、雪梨 1 個、杏仁 10 克、川貝 15 克。

【製法】 將雪梨洗淨去皮和核，再將白藕洗淨去節，然後加水與杏仁及川貝一同以文火煲 1 小時，即可食用。

【功效】 清熱生津、潤肺化痰。適用於咳嗽、多痰，或咳喘嗽疾喘者。白藕、雪梨清熱生津，涼自潤肺，杏仁、川貝潤肺化痰止咳。

【服法】 每日 2 次。

百合枇杷膏

【材料】 新鮮百合 300 克、枇杷 100 克、蜂蜜 30 克、水適量。

【製法】 將百合洗淨後，與枇杷（去皮和核）、蜂蜜同放鍋內，加水適量拌勻，並以文火燜煮，之後再用微火炒至不黏手為宜。取出待冷卻後，即可開水沖服食用。

【功效】 潤肺止咳，適用於肺熱咳喘煩燥等。百合潤肺止咳、寧心安神，枇杷潤肺、止咳、平喘。

【服法】 每日 2 次，每次 2 匙。

銀耳鮮藕粥

【材料】 銀耳 50 克、鮮藕 500 克（去節）、糯米 50 克、冰糖適量、水適量。

【製法】 鮮藕洗淨後榨汁備用，將銀耳與糯米加水煮成粥狀，將稠時加入藕汁，煮至熟透後，加適量冰糖，即可食用。

【功效】 潤肺滋陰、涼血。適用於乾咳、少痰的慢性咳嗽者。

【服法】 每日 1 至 2 次。

潤肺生津飲

【材料】 梨 1 個、杏仁 10 克、百合 30 克、水適量。

【製法】 將梨洗淨後不削皮，再將所有材料一同放入鍋中，加水以慢火燉煮 1 小時。

【功效】 潤肺生津、止咳化痰。

【服法】 飲湯食梨和百合，每日 1 至 2 次。

蘿蔔枇杷果湯

【材料】 白蘿蔔 30 克、枇杷果 20 克、杏仁 15 克、生薑 3 片、水適量。

【製法】 將白蘿蔔、枇杷果洗淨後切塊，與杏仁及生薑同放鍋中，加水適量，以猛火煮沸後轉慢火煮至爛熟，每日 1 劑。

【功效】 行氣化痰止咳。枇杷滋陰潤肺、化痰、止咳，白蘿蔔下氣寬腸，杏仁止咳、化痰、平喘，適用於咳嗽、多痰，或感受風寒咳喘等症。

【服法】 每日 1 劑，可分 2 次服用。

白芥子蒸南瓜

【材料】 南瓜 1 個、白芥子末、陳皮及青皮各 10 克、冰糖少許。

【製法】 南瓜去除瓜瓤後，把白芥子末、陳皮及青皮釀入瓜中，蒸熟後加少許冰糖食用。

【功效】 溫肺利氣、化痰止咳。白芥子溫肺化痰、利氣散結。南瓜補中益氣、化痰，適用於氣急咳喘、痰多短氣等症。

【服法】 每日 2 次，每次 10 克左右。

川貝雞蛋

【材料】 雞蛋 2 隻、川貝母 10 克、杏仁 10 克、白芥子 10 克、蘇子 20 克。

【製法】 先將雞蛋洗淨，與川貝母、杏仁、白芥子及蘇子共同放鍋中，加水適量，煎煮 10 分鐘後，將雞蛋去殼後，放入鍋中繼續煎煮 40 至 50 分鐘。

【功效】 止咳化痰、下氣平喘。

【服法】 每日服食 2 次，每次食用 1 隻雞蛋，並飲湯。

慢性鼻炎

慢性鼻炎是常見病，並可引起呼吸、聽力等問題，應重視和積極治療。

甘草湯

【材料】 防風12克、生薑6克、紫蘇葉15克、甘草5克。

【製法】 將防風、紫蘇葉、甘草洗淨，生薑切片，一同放入鍋中，加水適量，煎煮20分鐘即可。

【功效】 祛風散寒通竅，適合風寒阻竅之慢性鼻炎急性發作。

【服法】 每日1至2次。

蒼朮辛夷湯

【材料】 蒼朮12克、辛夷花10克、蒼耳子10克。

【製法】 將蒼朮、辛夷花、蒼耳子洗淨，放入鍋中，加水適量，煎煮30至40分鐘即可。

【功效】 行氣通竅，適合氣滯濕阻之慢性鼻炎。

【服法】 每日1至2次。

桃仁薄荷粥

【材料】 桃仁10克、絲瓜絡10克、辛夷10克、薄荷4克、粳米30克。

【製法】 將薄荷、桃仁、絲瓜絡、辛夷洗淨，先煎10分鐘，薄荷後下煎10分鐘即可，煎煮取汁，粳米洗淨煮至粥，放入藥汁再煮沸即成。

【功效】 祛風、清熱、化淤，適合風熱血瘀所致的慢性鼻炎。

【服法】 每日1至2次。

秋梨湯

【材料】 雪花梨1個、百合10克、路路通10克、麥冬10克、冰糖適量。

【製法】 將雪花梨、百合、路路通、麥冬洗淨，放入鍋中，加水適量，煮至熟爛後放入冰糖即可。

【功效】 潤肺生津通絡，適合肺陰虧虛之慢性鼻炎。

【服法】 每日 1 至 2 次。

黃芪防風湯

【材料】 黃芪 12 克、防風 10 克、鵝不食草 12 克、大棗 10 克。

【製法】 將黃芪、防風、鵝不食草洗淨，大棗去核，放入鍋中，加水適量，煎煮 30 至 40 分鐘即可。

【功效】 益氣、健脾、通竅，適合脾氣虛弱之慢性鼻炎。

【服法】 每日 1 至 2 次。

咽喉炎

咽喉炎是最常見的上呼吸道感染，食療是方便、有效的方法。

銀花湯

【材料】 金銀花 15 克、魚腥草 15 克、夏枯草 15 克。

【製法】 將金銀花、魚腥草、夏枯草洗淨，放入鍋中，加水適量煎後取汁即可。

【功效】 清熱解毒，適合急性，慢性咽炎。

【服法】 每日 1 至 2 次。

川貝桔梗湯

【材料】 川貝 10 克、桔梗 10 克、木蝴蝶 10 克。

【製法】 將川貝、桔梗、木蝴蝶放入鍋中，加水適量，煎煮約 30 分鐘，去渣取汁即可飲用。

【功效】 宣肺化痰，適合氣滯、痰凝之咽喉炎。

【服法】 每日 1 至 2 次。

蜂蜜鴨梨湯

【材料】 鴨梨 1 個、桔梗 10 克、蜂蜜少許。
【製法】 將鴨梨去皮核，切塊，與桔梗倒入鍋內，加水適量，用文火煎煮 30 至 40 分鐘，加入蜂蜜至沸即可。
【功效】 適合急性單純性喉炎。
【服法】 每日分 2 次服用。

藕片綠豆粥

【材料】 鮮藕 50 克、綠豆 30 克、膨大海 1 個。
【製法】 先將鮮藕，綠豆洗淨，綠豆放入鍋中，加水適量煮沸，煮至半熟時再加鮮藕片和膨大海，煎煮 30 分鐘即成。
【功效】 適合肺胃火熱的咽喉急性炎症及炎症後期火熱傷陰。
【服法】 每日 1 至 2 次。

菊花竹葉湯

【材料】 菊花 10 克、竹葉 10 克。
【製法】 將菊花、竹葉洗淨，放入鍋中，煎煮 2 次，每次用水 200 毫升，煎 20 分鐘，兩次混合，取汁即可。
【功效】 適合慢性咽炎
【服法】 每日 2 次。

羅漢果綠豆湯

【材料】 羅漢果 2 個、雪梨 1 個、綠豆 20 克。
【製法】 將羅漢果洗淨搗碎，雪梨洗淨去皮、核，切片，與綠豆一同放入鍋內，加水適量煎湯，或調入少許白糖即成。
【功效】 滋陰清熱、潤肺利咽，適合虛火型慢性咽炎。
【服法】 每日 1 至 2 次。

消化不良

中醫學認為導致消化不良的原因，可以分為幾方面，包括被外邪如暑、寒、濕、熱等入侵；飲食不良所致，例如暴飲暴食或飲食不潔；壓力過大、思慮抑鬱而致的情志失調，以及機能性的體質問題，如年老體弱，或本身先天不足引致。日常調理上，患者可按證型及病徵，飲用合適食療，治本及抗病邪來襲。

消化不良人士的脾胃功能欠佳，易形成食量愈吃愈少的失衡飲食狀態，欲助消化及刺激食慾，日常可以飲用番茄山藥湯加以調理。

蓮子山藥湯

【材料】 蓮子 30 克、淮山藥 15 克、陳皮 10 克、紅棗 8 枚、清水適量。

【製法】 先將蓮子去芯，紅棗去核，分別洗淨。把淮山藥、陳皮分別略洗。各材料一併放入砂鍋內，加入適量清水。先用大火煮沸，再用小火慢煮約 2 小時，即可趁熱飲用。

【功效】 補氣、健脾，適合脾胃不佳，脾胃氣虛而致消化不良，或病後體虛導致不思飲食者飲用。小兒脾虛之體弱及食慾不佳亦合飲。

【服法】 每日可適量飲用 2 至 3 次。

蓮子大米粥

【材料】 蓮子 20 克、陳皮 5 克、粳米 30 克、白糖少許、清水適量。

【製法】 先將蓮子洗淨、去芯，備用。陳皮清洗，浸泡片刻，淘洗粳米。把各材料放入鍋中，加入適量清水，先以大火煮滾後改用小火慢烹成粥，可加入少許白糖調味，即可食用。

【功效】 健脾、益氣、和胃、化濕。脾胃虛弱人士大多數都會有食慾欠佳，食量少易飽脹，噯氣，口淡無味，不思飲食。蓮子性平，味甘、澀，歸脾、腎、心經，具益胃、補脾佳效。陳皮理氣寬中健脾燥濕。

【服法】 每日進食 1 至 2 次。

番茄山藥湯

【材料】 番茄 50 克、山藥 15 克、鹽少許、清水適量。

【製法】 先將番茄及山藥分別洗淨。山藥去皮，隔水蒸熟後搗成泥狀，番茄搗爛。在鍋中加入適量清水，放入番茄及山藥，煮約 30 至 40 分鐘，調味後即可飲用。

【功效】 健脾開胃。番茄消食生津，山藥健脾益氣，適合消化不良人士飲用。山藥甘、平，歸脾、肺、腎經，具益氣養陰，補脾肺腎功效。番茄味甘性涼，能生津止渴及健胃消食，配以山藥煲湯，有助開胃、健脾化積。

【服法】 每日飲 2 至 3 次。

小米淮山藥砂仁粥

【材料】 小米 30 克、淮山藥 15 克、砂仁 3 克、清水適量、鹽少許。

【製法】 將小米、淮山藥及砂仁分別洗淨。淮山藥切件，把所有材料一同放入砂鍋中，加入適量清水。以大火煮滾後改用細火，慢烹成粥，調味後即可食用。

【功效】 補益胃氣、開胃助食。淮山藥具有健中補虛、除寒邪氣、補中益氣等功效。砂仁化濕、行氣、溫中，治療嘔吐、瀉下等腸胃系統疾患的常用藥材。適宜於氣虛、胃氣不調等而引致食慾減退人士服用。

【服法】 每日 1 至 2 次。

粳米山楂粥

【材料】 粳米 50 克、山楂 10 克、白糖少許、清水適量。

【製法】 粳米淘洗乾淨，山楂沖洗。下適量清水於鍋中，把粳米及山楂一同放入鍋中。先以大火煮滾後改小火慢烹成稀粥，加少許白糖，即可趁熱食用。

【功效】 消食化痰、清熱止痢、除煩止渴。山楂味甘、酸，性微溫。歸脾、胃、肝經。其主要功效為消食化積及行氣散瘀，因它對於改善血脂有很好的效果，故兼利於控制血壓。除此，亦常被用以調理腸胃，適量食用山楂藥膳，有助止渴、消食、清熱外，更可化痰、止痢及除煩。

【服法】 每日食用 1 至 2 次。

獼猴桃山楂飲

【材料】 獼猴桃 1 至 3 個、山楂 6 至 10 克、炒麥芽 15 克。

【製法】 將各味洗淨入鍋中，加水適量，煎煮約 40 分鐘。

【功效】 健脾開胃，幫助消化。

【服法】 一日分 2 次飲用。

胃痛

胃痛為常見症狀，雖原因不同，食療方法可應急，對慢性胃痛也有效。

陳薑粉

【材料】 陳皮 15 克、高良薑 10 克、紅糖 10 克。

【製法】 將陳皮和高良薑焙乾研末。

【功效】 溫中散寒、理氣止痛，適合於脘腹氣滯、寒痛。

【服法】 每日 2 至 3 次，每次 1 至 2 克。飯前用紅糖水送下，連服數周。

艾葉生薑蛋

【材料】 艾葉 10 克、生薑 5 片、雞蛋 2 隻。

【製法】 將材料洗淨後同放入水中，煎煮約 20 分鐘。待雞蛋煮熟後去殼，再放入藥汁中繼續煎煮 30 分鐘即可。

【功效】 溫經止痛，適用於常見寒濕等胃痛。

【服法】 飲汁吃雞蛋。每日 1 至 2 隻雞蛋，分 1 至 2 次服用。

腹痛

除了飲食不潔，受細菌感染可引致腹痛外，某些人因身體機能不佳，也易有腹痛問題，而且多會演變成長期或周期性不適，例如體質虛寒、氣血不暢者，易感到脘腹冰冷，甚至疼痛。而月事來經期間，部分女性亦會因體虛，常見腹痛。

艾葉乾薑煮雞蛋

【材料】 艾葉10克、乾薑20克、雞蛋2隻、清水適量、鹽或糖少許。

【製法】 先分別將艾葉、乾薑及雞蛋清洗。鍋中注入適量清水，把艾葉、乾薑及雞蛋一起放入鍋內，煮至蛋熟。取出雞蛋後去殼，再放回鍋中煮約10分鐘，隔掉藥渣。

【功效】 溫中通脈、散寒止痛，適合有脘腹冷痛、來經腹痛等不適人士食用。

【服法】 加少許鹽或糖調味，喝湯吃蛋，每日食用1至2次，每次1隻雞蛋。

橘絡生薑飲

【材料】 橘絡6克、玫瑰花6克、生薑10克、紅糖少許、清水適量。

【製法】 先將生薑洗淨後切片。把橘絡、玫瑰花及生薑片一同放入砂鍋，加水適量煎煮半小時，即大約取汁半碗。加入少許紅糖調味，即可飲用。

【功效】 溫中、理氣、健脾，橘絡乃橘類果皮內層的筋絡，性平，味甘苦，無毒，入肝、脾二經，能通經絡滯氣及活血。玫瑰花理氣、解鬱、活血。生薑可除濕、溫中、益脾胃，適合寒凝氣滯而見胃寒的腹痛人士。

【服法】 每日2次，趁熱飲服。

檳榔炒萊菔子青皮飲

【材料】 檳榔 10 克、炒萊菔子 10 克、青皮 5 克、白糖少許、清水適量。

【製法】 將檳榔洗淨後搗碎，青皮略為沖洗。把以上材料與炒萊菔子一同放入砂鍋中，加適量清水，煎煮 30 分鐘。隔渣取汁，加入少許白糖，拌勻即成。

【功效】 消食、除脹、導滯，以檳榔下氣破潔、炒萊菔子消食化積、青皮疏肝破氣，有助及時緩減症狀。適合飲食積滯、大便不暢、腹痛不適者，屬氣滯不消症患者飲用。

【服法】 每日 1 至 2 次，趁熱飲服。

嘔吐

感受風寒，腸胃不潔及消化道疾病，化、放療副作用導致等均可能引起嘔吐。用食療有較好作用。

藿香豆蔻飲

【材料】 藿香 6 克、白豆蔻 4 克、生薑 3 片。

【製法】 以上三味原料一起煎煮，2 碗水煎成 1 碗，徐徐呷飲。

【功效】 和胃止嘔，用於腸胃不和、感受風寒嘔吐，或化療、電療後嘔吐。

【服法】 每日 1 至 2 次。

腹瀉

腹瀉為常見症狀，指大便量、水分及次數均增加，常用的治法有健脾、澀腸等等。

山藥蓮子飲

【材料】 淮山藥 15 克、蓮子 12 克、芡實 15 克。

【製法】 將以上各味用清水洗淨，放入鍋中加水煮 30 至 40 分鐘，去渣飲湯即可。

【功效】 健脾、固澀、止瀉。適用於慢性腹瀉脾虛者。

【服法】 每日 1 劑，分 2 次服用。

茯苓粥

【材料】 茯苓粉 10 克、淮山藥粉 15 克、紅棗 6 枚、粳米 30 克、紅糖少許。

【製法】 先將紅棗洗淨去核，與粳米一起煮粥，粥成後加入茯苓粉和淮山藥粉，再煮一、兩滾即可；可加少許紅糖調味。

【功效】 健脾止瀉。

【服法】 每日 1 至 2 次。

藿香飲

【材料】 藿香 12 克、茯苓 15 克、蘇葉 12 克、葛根 12 克。

【製法】 將各味用清水洗淨，放入鍋中加水適量，煎煮 30 分鐘左右，即可服用。

【功效】 祛風除濕，適宜於感受風寒之腹瀉。

【服法】 每日 1 劑，分 2 次服用。

便秘

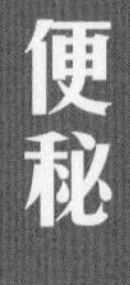

便秘原因常見有攝取纖維性食物少、攝取水分不足、運動不足及腸道疾病等造成，以食物調理為最理想方法。

草決明核桃松子飲

【材料】 松子仁 10 克、核桃仁 20 克、草決明 10 克、蜂蜜及溫開水各適量。

【製法】 將松子仁、核桃仁、草決明搗爛研成膏醬狀。飲用時加入適量蜂蜜，以溫開水拌勻，即可飲用。

【功效】 滋陰養血、生津潤燥，適合因津傷液燥引發的大便秘結，尤其是老年性便秘。松子仁性平及味甘，能夠補腎益氣、養血潤腸、滑腸通便。核桃仁味甘及性溫，歸腎、肺、大腸經，可補腎、溫肺、潤腸。草決明味苦、甘，性微寒，入肝、腎、大腸經，可以潤腸助排便，是經常用來治療便秘及改善高血脂、高血壓的中藥。「草決明核桃松子飲」促進排便暢通，以及生津潤燥，助便秘患者舒緩大便秘結。

【服法】 每次沖服約 3 至 4 克，每日飲用 1 至 2 次。

柏子仁火麻仁粳米粥

【材料】 柏子仁 10 克、火麻仁 15 克、粳米 50 至 100 克、清水適量。

【製法】 先將柏子仁、火麻仁攪爛後取汁液。加適量清水於鍋中，下粳米先燒開。注入柏子仁及火麻仁汁液調勻，一同煮成粥即可食用。

【功效】 潤腸通便。柏子仁味甘及性平，歸心、脾、肝、膽經。具有養心、安神、甘潤、滑大腸及通便的功效，常用於腸燥性的便秘症，多與火麻仁同用。火麻仁味甘、性平，歸脾、胃及大腸經，同為潤腸通便佳品。

【服法】 每日飲用 1 至 2 次。

菊花蜜飲

【材料】 菊花 50 克、水 20 毫升、蜂蜜少許。

【製法】 菊花加水後稍煮，保溫 30 分鐘，過濾後加入蜂蜜，拌勻後飲用。

【功效】 生津止渴、清心健脾、潤腸通便。

【服法】 每日 1 至 2 次。

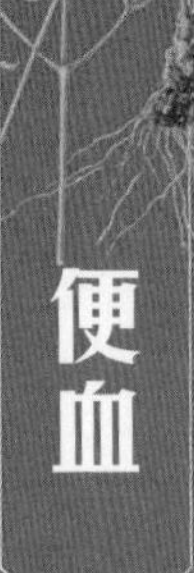

便血

便血輕則痔瘡等，重則為嚴重疾病例如腫瘤。不應忽視，及時採取治療措施。

赤小豆當歸藕節粥

【材料】 赤小豆 30 克、當歸 10 克、藕節 20 克、粳米 30 克、白糖及水各適量。

【製法】 先將赤小豆洗淨，用適量清水浸軟後盛起備用。當歸放入乾淨紗布袋內，粳米洗淨，鍋中加水適量，放入赤小豆、粳米、藕節、當歸包，煮熟成粥狀，取出當歸包，下少許白糖調味即成。

【功效】 有助舒緩痔瘡出血、便血。赤小豆利水除濕、和血排膿，能治便血。當歸具補血、止痛及潤腸之效。藕節是止血散瘀佳品。

【服法】 每日食用 1 至 2 次。

槐米三七甜粥

【材料】 槐米 15 克、三七 3 克、粳米 50 克、紅糖及清水適量。

【製法】 先把槐米用小火焙乾後研末，備用。三七、粳米各自洗淨，放入鍋中，加水煲煮。煮至米熟，加入槐米末、紅糖拌勻，繼續烹煮成粥狀即可食用。

【功效】 涼血、止血。槐米性微寒、味苦，具有通便、止血及涼血等功效，常用作治理便血、痔血、血痢、崩漏、吐血等症。三七歸胃經及肝經，藥性溫，味甘、苦，是散瘀止血、消腫止痛良藥，多用於咯血、吐血、便血、崩漏及外傷出血等。

【服法】 每日食用 1 至 2 次。

心悸

心悸指自感心臟跳動加快或跳得很慢或很快，或是不規則跳動，可能發生在幾秒鐘內，也可能持續幾小時，可能是功能性的，也更常見於器質性病變。

小麥百合飲

【材料】 小麥30克、炙甘草10克、百合30克、大棗6枚。

【製法】 將各味洗淨，加水適量，煎煮約30分鐘，共煎2次。

【功效】 養心安神。小麥、百合養心陰，益心氣，安心神，除煩熱；炙甘草、大棗益氣和中。適宜於心煩、心悸、睡眠不安等症。

【服法】 混合後分2次飲用。

蓮子山藥粳米粥

【材料】 蓮子15克、山藥12克、粳米30克、水適量、鹽少許。

【製法】 先將蓮子、山藥，粳米分別洗淨。所有材料放入鍋中，加水適量熬煮。首先以大火煮沸後改用小火慢烹至黏稠，即可加少許幼鹽調味，趁熱食用。

【功效】 此粳米粥有益心腎、健脾胃作用，適合心脾氣虛、心悸的患者食用。

【服法】 每日可食用1至2次。

百合小米粥

【材料】 百合20克、小麥10克、蓮子芯10克、小米20克。

【製法】 將百合、小麥、蓮子芯、小米洗淨，放入鍋中，加水適量，煮成粥後即可食用。

【功效】 養心清心、安神，適合於虛煩心悸。

【服法】 每日 1 至 2 次。

甘草大棗粥

【材料】 炙甘草 12 克、阿膠 6 克、大棗 6 枚、粳米 30 克。

【製法】 將炙甘草、大棗洗淨，放入鍋中，加水適量，煎煮 30 分鐘後去渣取汁。阿膠打碎放入碗中，加水隔水清燉熔化。粳米煮成粥後，加入藥汁和阿膠汁即可，或加少許蜂蜜調味。

【功效】 益氣滋陰，適用於氣陰兩虛的心悸、氣短患者。

【服法】 每日 1 至 2 次。

貧血

貧血，是指循環血液中的紅細胞數和血紅蛋白量低於正常值的狀態。

桂圓當歸枸杞蛋

【材料】 桂圓肉 20 克、當歸 10 克、枸杞子 15 克、雞蛋 1 隻。

【製法】 將以上四種材料加水適量同煮，待蛋熟後去殼再煮 20 至 30 分鐘即可。

【功效】 養血補血。

【服法】 吃蛋喝湯，每日 1 次。

菊花紅蘿蔔湯

【材料】 菊花 10 克、紅蘿蔔 100 克、當歸 5 克、水及鹽適量。

【製法】 紅蘿蔔洗淨，當歸切片後放入鍋中，加水及放入菊花，待紅蘿蔔煮熟後，加少許鹽，即可飲用。

【功效】 明目養血通絡。

【服法】 每日 1 至 2 次。

高血脂、動脈硬化及調理血壓

血脂增高是常見病，長期不能控制易導致動脈硬化、血壓增高等。通常把高血壓分多種類型，包括肝火上炎、肝陽上亢、痰飲中阻、心腎不交、氣血虧虛及腎精不足等，當中表現的症狀多樣。

番茄苦瓜湯

【材料】 番茄 30 克、苦瓜 15 克、粉絲 8 克、水適量、鹽少許。

【製法】 先將番茄、苦瓜洗淨，分別連皮切件。把粉絲用清水洗淨及泡發，備用。將各材料一同放入鍋中，加水適量，煮至完全熟透，加入少許鹽調味，即可食用。

【功效】 解毒消食、降脂通絡。苦瓜明目清心、降脂，番茄消食、生津、清熱解毒。

【服法】 每日可食用 1 至 2 次。

山楂荷葉杭菊茶

【材料】 山楂 15 克、荷葉 20 克、杭菊 10 克、沸水適量。

【製法】 將山楂、荷葉、杭菊分別洗淨。各材料略為弄碎，一同放入杯中。以剛燒好的沸水來沖沏，趁熱飲用即可。

【功效】 活血化瘀、清導通滯，適合有高血壓性頭暈、頭目昏沉、高血脂等患者飲用。山楂、荷葉化瘀降脂，杭菊清肝明目。

【服法】 每日飲用 1 至 2 次。

海帶夏枯草湯

【材料】 海帶 30 克、夏枯草 30 克、清水適量。

【製法】 先把夏枯草浸洗，清除雜質，備用。將海帶浸發，沖洗乾淨後切條，放入鍋中，加水適量，慢火煮約 1 小時。放入夏枯草，以小火煮約 30 分鐘，即可趁熱飲用。

【功效】 能利濕、活血及軟堅，夏枯草清肝火、散鬱結、平肝陽，海帶軟堅化痰、清熱行水，適合高血壓、高血脂等人士飲用。

【服法】 每日飲用 1 至 2 次。

五味紫菜湯

【材料】 紫菜 1 塊、芹菜 5 根、蒲公英 15 克、杭菊 10 克、夏枯草 15 克、水適量。

【製法】 先將紫菜用水浸泡，去沙。芹菜洗淨後切成段，備用。蒲公英、杭菊及夏枯草一同浸洗乾淨，把所有材料一同放入砂鍋中。加水適量煎煮約半小時成湯，即可飲用。

【功效】 滋陰、平肝及降血壓，芹菜可平肝清熱、降脂降壓，紫菜軟堅化痰降脂，蒲公英清熱解毒利濕，適合高血壓及高血脂人士作為日常湯飲。

【服法】 每日飲 1 至 2 次。

醋蛋方

【材料】 陳醋 100 毫升、新鮮雞蛋 1 隻。

【製法】 陳醋放入帶蓋之茶杯中，將雞蛋洗淨放入陳醋中，加蓋泡 7 天後，將已軟化之蛋殼取出，再將雞蛋與醋攪勻，再加蓋封 3 天後，即可服用。

【功效】 降脂通脈，連續服用有預防和紓緩血管硬化、血脂高等作用，並可用於早期血糖增高。

【服法】 一次口服 3 毫升至 5 毫升，每日 2 至 3 次

木耳荷葉山楂飲

【材料】 木耳 30 克、荷葉 10 克、山楂 10 克。

【製法】 用清水浸泡木耳 1 小時後洗淨，再與洗淨後的荷葉、山楂齊放鍋內，加水煎煮約 50 分鐘，即可食用。

【功效】 化滯消積、通脈降脂，作為食療經常飲用，對高血脂、動脈硬化都很有益處。

【服法】 每日 1 劑，分 2 次服用。

荷葉粥

【材料】 鮮荷葉半張或乾荷業 50 克、粳米 30 克、冰糖少許。

【製法】 將荷葉洗淨、切碎，放入沙鍋中，水煎取汁，再與粳米、冰糖同煮為粥即成。

【功效】 清熱解暑、降脂減肥，適合高脂血症。

【服法】 每口 1 至 2 次。

降脂飲

【材料】 絞股藍 15 克、嫩荷葉 15 克、草決明 10 克。

【製法】 將絞股藍、嫩荷葉、草決明洗淨，放入沙鍋中，加水適量，煎煮 30 至 40 分鐘，濾取煎液即成。

【功效】 行淤化滯，適合高脂血症。

【服法】 不限時，可頻飲服。

山楂降脂茶

【材料】 鮮山楂 250 克、木耳 50 克、杭菊花 50 克、陳皮 50 克。

【製法】 將山楂去核、切片，陳皮洗淨、切絲，杭菊花去淨雜質。木耳泡發洗淨，將以上幾種混合一起，放通風處乾燥即成。

【功效】 益氣軟堅、減肥消脂、活血化淤，適合高脂血症。

【服法】 每次取 3 至 5 克，泡水代茶飲用。

中風後遺症

中風乃突發性腦血管疾病，由腦血管阻塞、血栓、梗塞等造成。中風後可出現程度不一的後遺症，如頭暈耳鳴、手足麻痹、半身不遂，以下介紹有助改善中風後遺症的食療。

中風病患者往往有血脂偏高、動脈硬化、血壓異常等心血管病徵，當中又分成不同證型，如屬肝腎陰虛型，多易感經常頭暈、目眩、耳鳴等。肝陽上亢型，急躁易怒等，應辨證在先。

天麻歸杞湯

【材料】 天麻 12 克、大棗 10 枚、當歸 15 克、枸杞 15 克、水適量。

【製法】 先將枸杞、天麻、大棗及當歸等清洗乾淨，去除雜質，備用。把天麻、大棗、當歸及枸杞，一同裝入布包中，加水燉煮，待各材料燉熟後，可下少許鹽調味，飲湯即可。

【功效】 驅風活血，補腎通絡，適合中風後之手足麻木、肢體活動障礙，以及腎虛精虧、心悸氣短、腰膝痠軟等症狀患者。

【服法】 每日飲用 1 至 2 次。

石決明粥

【材料】 石決明 30 克、珍珠母 30 克、連根芹菜 100 克、粳米 60 克、水適量、鹽少許。

【製法】 先把石決明、珍珠母打碎，放入鍋中。加適量水，用大火澆沸，改小火煮 30 分鐘，濾出藥汁。將芹菜洗淨及切碎，與粳米一同放入鍋中，加水適量，倒入石決明和珍珠母藥汁，煮成粥後可加少許鹽調味即可。

【功效】 平肝潛陽，適合肝陽上亢的中風患者，尤其症狀見肢體僵硬拘攣、頭痛、頭暈及面赤耳鳴等病者食用。

【服法】 每日食用 1 至 2 次。

千斤拔川續斷湯

【材料】 千斤拔 15 克、川續斷 15 克、紅棗 4 枚、水適量。

【製法】 將千斤拔、川續斷洗淨。紅棗洗淨，去核。把全部材料放入鍋內，加清水適量，文火煎煮 1 至 2 小時，湯煮成後去藥渣，即可飲用。

【功效】 補腎、健步，千斤拔祛風濕、強腰膝，川續斷補肝腎，強筋骨，調血脈，適合中風後遺症下肢無力等患者。

【服法】 每日 1 劑，分 2 次服用。

記憶力減退

記憶力減退可見於不同的年齡，除了食療和養生之外，注意戒煙酒，保證良好睡眠，不要過份使用電腦、手機、電腦遊戲，加強身體鍛鍊等等，也是非常重要。

核桃粥

【材料】 松子仁 10 克、枸杞子 10 克、核桃仁 15 克、粳米 30 克、清水適量。

【製法】 先將松子仁、枸杞子、核桃仁洗淨。洗淨粳米，與松子仁、枸杞子及核桃仁一同放入鍋中，加水適量，先以大火煮開。煮約 3 分鐘後改以文火烹煮 30 至 40 分鐘成粥即成。

【功效】 補腎養精，適合腎精虧虛型記憶力減退，症見疲乏無力、耳鳴、腰膝痠軟等病者食用。松子仁補腎益氣，養血潤腸。枸杞子扶正固本，生精補髓。核桃仁益智補腦，補腎固精。現代醫學研究更證實它具增強免疫力功效，起到養精、補腎、益精的功效。

【服法】 每日食用 1 至 2 次。

龍眼肉益智仁粳米粥

【材料】 龍眼肉 10 克、杭菊花 10 克、益智仁 10 克、粳米 30 克、清水適量。

【製法】 先將龍眼肉、杭菊花及益智仁分別洗淨，備用。將益智仁及杭菊花先煎煮 30 分鐘，去渣取汁。粳米淘洗後放入鍋中，加入適量清水，並放入龍眼肉，以大火煮開後，加入杭菊花益智仁汁，改文火煮 30 至 40 分鐘成粥，即可食用。

【功效】 補益心脾，適合心脾兩虛或腎虛型的腦退化患者食用，症見思慮過度、食少心悸、頭暈、面色不華等證型尤合。龍眼肉味甘，性溫，歸心、脾兩經，乃補益心脾、養血安神的良品，氣血不足的心悸、失眠、健忘等人士宜吃。益智仁補腎固精，杭菊花清心。以上三味煮粥食用，有益心健腦的作用。

【服法】 每日食用 1 至 2 次。

黑木耳大棗海馬湯

【材料】 黑木耳 10 克、大棗 10 克、海馬 1 至 2 隻、清水適量。

【製法】 將黑木耳、大棗及海馬分別淘洗乾淨，大棗去核，備用。鍋中加入適量清水，放入海馬先煮約 30 分鐘。加入黑木耳、大棗同煮約 30 分鐘，即可食用。

【功效】 健腦益智，適合腦退化症患者食用，有助健體、補腦。

黑木耳性平、味甘，歸胃經及大腸經，有助涼血、止血。大棗歸胃經、脾經，藥性溫和，可補脾和胃、益氣生津。以此兩味與性溫、入肝及腎經的海馬熬湯飲用，能整體調理人體氣血，健腦益智。

【服法】 每日飲用 1 至 2 次。

黑豆松子仁粳米粥

【材料】 松子仁 20 克、黑豆 10 克、粳米 50 克、清水適量。

【製法】 先將松子去殼留仁，備用。將黑豆及粳米分別淘洗乾淨，與松子仁一起放入鍋中，加水適量，大火煮開約 3 分鐘。改以文火煎煮 30 至 40 分鐘成粥，即可食用。

【功效】 滋補肝、腎，適合腎精虧虛型的腦退化症人士食用，尤其症見足底發熱、耳鳴耳聾、盜汗及口苦等患者宜吃。黑豆又名烏豆，味甘、性平，可以補腎、強身、止盜汗、烏髮，常吃黑豆能軟化血管、延緩衰老及滋潤皮膚，高血壓人士適食。松子仁味甘、性溫，滋陰潤肺，養血通便，有健腦及美容功效。

【服法】 每日食用 1 至 2 次。

核桃仁枸杞子小米粥

【材料】 枸杞子 15 克、核桃仁 10 克、小米 50 克、清水適量。

【製法】 先將枸杞子、核桃仁及小米分別淘洗乾淨。將各材料一起放入鍋中，加入適量清水，以大火煮約 3 分鐘。改用文火煎煮 40 至 50 分鐘成粥，即可食用。

【功效】 滋陰補血、益氣安神，適合心、腦疾病患者進食。核桃仁味苦、甘，性平，歸心、肝及大腸經，能活血化瘀。枸杞子，味甘，性平，歸肝、腎經。兩者配合煮粥食用，有健腦補腎功效。

【服法】 每日食用 1 至 2 次。

老年之健忘

老年人健忘嚴重影響了老年人的生活，應重視食療調理，能提高生活質量。

淫羊藿菟絲子蛋

【材料】 淫羊藿 20 克、菟絲子 20 克、雞蛋 1 隻。
【製法】 將兩味中藥加水 3 碗，與雞蛋同煮，雞蛋煮熟後去殼再同煮。
【功效】 益腎健腦。
【服法】 吃蛋飲湯，每日分 2 次飲用，可連服 1 至 2 周。

脫髮

脫髮與飲食關係密切，食療是有效的療法。

當歸蛋黃油

【材料】 當歸 0.5 克、側柏葉 0.5 克、冰片 0.3 克。
【製法】 將材料一同研磨成極細粉末，再加 1 茶匙蛋黃油調勻。
【功效】 養血潤髮。
【用法】 用紗布蘸取藥液，塗於脫髮處並輕輕按摩，每日可塗 2 至 3 次。

耳聾耳鳴

耳鳴發展，可影響聽覺，導致耳聾。兩者症狀雖異，但病機與治法是一致的。

菖蒲薄荷飲

【材料】 石菖蒲 6 克、薄荷 5 克、蟬衣 10 克。
【製法】 將石菖蒲、薄荷、蟬衣洗淨，放入鍋中，加水適量，煎煮後即可。
【功效】 疏散風熱、開竅聰耳，適合風熱侵襲之耳鳴耳聾。
【服法】 每日 1 至 2 次。

夏枯龍膽茶

【材料】　夏枯草 20 克、龍膽草 10 克、黃芩 6 克。
【製法】　將夏枯草、龍膽草、黃芩洗淨，放入鍋中，加水適量，煎煮後即可。
【功效】　清肝泄熱，適合肝火上炎之耳鳴耳聾。
【服法】　每日 1 至 2 次。

杜仲龍骨湯

【材料】　炒杜仲 30 克、生龍骨 30 克、炒棗仁 15 克。
【製法】　將炒杜仲、生龍骨、炒棗仁洗淨，放入鍋中，加水適量，煎煮 2 次，每次煎半小時，兩次混合，去渣取汁即可。
【功效】　適合腎氣不足、失眠多夢、耳鳴耳聾。
【服法】　每日分 2 次服用。

痛風

痛風，是一種嘌呤代謝障礙性疾病，近年來，患病率呈上升趨勢。

薏苡仁湯

【材料】　薏苡仁 30 克、土茯苓 30 克、豬苓 15 克、絲瓜絡 12 克、透骨草 15 克。
【製法】　將薏苡仁、土茯苓、豬苓、絲瓜絡和透骨草洗淨，放入鍋中，加入適量清水後，先煎煮約 30 至 40 分鐘，倒出藥湯；再加適量清水煎煮 30 至 40 分鐘，將兩次藥汁混合即成。
【功效】　健脾利濕、活絡止痛。
【服法】　每日 2 次。

茯苓湯

【材料】　茯苓 15 克、懷牛膝 15 克、虎杖 10 克、透骨草 15 克。

【製法】 將茯苓、懷牛膝、虎杖、透骨草洗淨，放入鍋中，加入適量清水後，先煎煮約 30 至 40 分鐘，倒出藥湯；再加適量清水煎煮 40 分鐘，將兩次藥汁混合即成。

【功效】 利濕通絡、消腫止痛。

【服法】 每日 2 次。

銀花湯

【材料】 金銀花 30 克、威靈仙 12 克、萆薢 12 克、車前草 20 克。

【製法】 將金銀花、威靈仙、萆薢、車前草洗淨，放入鍋中，加入適量清水後，先煎煮約 30 分鐘，倒出藥湯；再加適量清水煎煮 30 至 40 分鐘，將兩次藥汁混合即成。

【功效】 解毒活絡、通經止痛。

【服法】 每日 2 次。

肥胖症

肥胖人口比率的增加，已成為全球性的趨勢。肥胖症指脂肪累積過多而對健康造成各種負面影響的身體狀態，能導致多種疾病的發生發展，應該認真對待和治療。

綠豆海帶山楂粥

【材料】 綠豆 40 克、海帶 30 克、山楂 20 克、清水適量。

【製法】 先將綠豆用清水浸軟，備用。海帶洗淨後切成小塊，把山楂洗淨。綠豆、山楂放入鍋中，加入適量清水煮至五成熟後加入海帶，再煮至熟透，即可食用。

【功效】 清熱軟堅，散結消脂，適合肥胖症、患有高血壓等人士進食。綠豆味甘、性寒，入心及胃兩經，具有清熱消暑、利尿、潤喉、止渴、明目及降血壓等功效，海帶性寒，味鹹，有軟堅、散結、消炎、平喘、解脂等功效。以綠豆及海帶配合能化滯、消積、減腹脹滿的山楂煮粥食用，有助改善肥胖問題。

【服法】 每日分 1 至 2 次服用。

白茯苓山藥粥

【材料】 白茯苓 20 克、山藥 15 克、粳米 30 克、清水適量。

【製法】 先將白茯苓研成細粉，備用。山藥、粳米分別清洗乾淨。鍋中注入適量清水，放入白茯苓、山藥及粳米，一同煮熟成粥，即可食用。

【功效】 具有健脾、利水等功效。茯苓性味甘平，有祛濕、補脾益胃等功效，與山藥配伍，可起滋補脾胃及除濕止瀉作用。山藥味甘、性平，入肺、脾、腎經，補而不膩，有健脾、益肺、補腎、利水祛濕功效。

【服法】 每日進食 1 至 2 次。

草決明荷葉湯

【材料】 草決明 15 克、荷葉 15 克、清水適量。

【製法】 先把草決明、荷葉分別洗淨。鍋中注入適量清水，放入草決明及荷葉，以大火燒滾後改以慢火煮 30 分鐘，即可服用。

【功效】 具有降脂、降血壓等作用。草決明又稱決明子，此品入肝、大腸經，具有清肝及明目的作用，加荷葉化濕升清，亦是常用的減肥消脂中藥，並有潤腸、通便之效。

【服法】 每日食用 1 至 2 次。

玫瑰茉莉川芎山楂羅漢果茶

【材料】 玫瑰花 5 克、茉莉花 2 克、川芎 10 克、山楂 10 克、羅漢果 1 個、清水適量。

【製法】 先把玫瑰花、茉莉花、川芎、山楂、羅漢果等分別用凍水洗清乾淨，備用。煲滾清水，把各材料放入茶壺中，用沸水沖泡，即可趁熱飲用。

【功效】 活血養胃、利尿消腫。可活血、養胃、疏肝解鬱降脂。羅漢果略帶微甜，山楂酸中含少許甜味，配合玫瑰及茉莉的花香，此飲分外易入口。

【服法】 每日飲用 1 至 2 次。

薏苡仁草決明赤小豆荷葉粥

【材料】 赤小豆 20 克、薏苡仁 20 克、草決明 15 克、鮮荷葉 10 克、粳米 10 克、清水適量。

【製法】 先將赤小豆、薏苡仁、草決明、粳米分別洗淨後，用水浸泡一會。荷葉略為弄碎，與各材料一併放入鍋中，加水適量，以大火烹煮。待滾起後轉小火慢烹，煮成粥狀，即可食用。

【功效】 利水消腫、健脾益胃。鮮荷葉一向是去水腫、降脂包括清血脂的常用藥食同源食材，以荷葉配以可消腫的薏苡仁、通便的草決明、祛濕的赤小豆，一同煮成藥粥食用，有助減磅、消脂，更可一併養胃和健脾。

【服法】 每日食用 1 至 2 次。

糖尿病

糖尿病的治療應該堅持飲食治療、體育療法和藥物治療的綜合治療方法，飲食治療是最基本的治療方法。

石斛綠豆粥

【材料】 石斛（研成細粉）8克、綠豆20克、梗米30克。

【製法】 將綠豆、梗米洗淨，同石斛一起放入鍋中，加水適量，煮至粥即成。

【功效】 滋陰生津止渴，適合糖尿病患者。

【服法】 每日1至2次。

山藥百合粥

【材料】 山藥30克、百合30克、糯米30克。

【製法】 將百合用水泡2小時（鮮者勿泡），然後將糯米，山藥一同放入鍋中，加水適量，用文火煮至粥即成。

【功效】 健脾益胃、養陰潤燥，適合糖尿病患者。

【服法】 每日1至2次。

芹菜炒苦瓜

【材料】 苦瓜50克、芹菜50克、生薑少許。

【製法】 將苦瓜洗淨，切片。芹菜洗淨，切段。將食用植物油適量，放入鍋中燒熱，先放入生薑絲，芹菜翻炒片刻後，加入苦瓜共同翻炒約5至10分鐘，加入少許醤油，鹽等調料即可。

【功效】 清解熱毒、降糖，適合糖尿病患者。

【服法】 可作為菜餚食用。

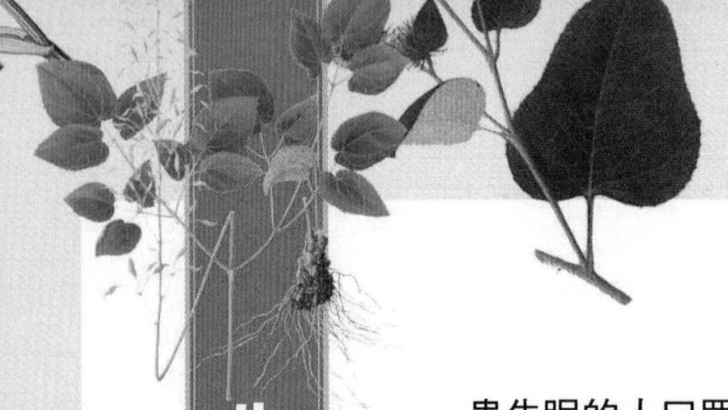

失眠

患失眠的人口眾多，不應該將安眠藥作為日常的藥物，因長期服安眠藥，造成藥物依賴，越吃劑量越大，同時有許多副作用，食療是有效的方法。同時應該注意：避免白天睡覺或午睡過長、避免飲用咖啡及濃茶、睡前避免過度興奮等。

龍眼肉蓮子粳米粥

【材料】 龍眼肉 10 克、蓮子 12 克、柏子仁 10 克、粳米 30 克、清水適量。

【製法】 先把粳米淘洗乾淨，備用。龍眼肉、蓮子及柏子仁分別洗淨，蓮子去芯。將各材料一同放入鍋中，加水適量，煮至熟爛即成。

【功效】 具有養心、安神、健脾補血等作用，可用於心血不足而引致的心悸、失眠等症狀。龍眼肉味甘，性溫，歸心、脾經，具有補益心、脾及養血安神佳效，常用於心脾虛損人士，產後、長者體虛、病後氣血不足者，亦適合食用。蓮子味甘、澀，性平，歸脾、腎、心經，可益腎、固精、補脾、養心。柏子仁安神。食用龍眼肉蓮子粳米粥可助改善失眠，是能養心並安神助眠之品。

【服法】 早晚各食用 1 次。

製半夏小麥棗仁粥

【材料】 小麥 30 克、製半夏 10 克、炒棗仁 10 克、清水適量。

【製法】 先把製半夏、小麥及炒棗仁分別洗淨。把製半夏及炒棗仁放入鍋中，加適量清水煎煮後去渣取汁。把小麥及製半夏汁放入鍋中，煮成粥狀即可食用。

【功效】 益胃健脾、宣通陰陽，適合食滯不化、胃部不適而引致失眠人士食用。半夏味辛、性溫。入脾、胃、肺經。常用於痰多咳喘、痰厥頭痛患者，因入胃、肺經，將之與性味甘涼，入心、脾、腎經的小麥同烹食用，可起除煩、潤肺燥、健脾胃等功效，有助消化不良、脾胃欠佳的失眠患者，改善睡眠質素。

【服法】 每日食用 1 至 2 次。

茯神百合粥

【材料】 茯神 15 克、百合 30 克、粳米 50 克、清水適量。

【製法】 茯神、百合、粳米分別洗淨，備用。鍋中注入適量清水，用大火煲滾後放入茯神、百合及粳米。水再滾起時，轉小火慢烹至材料熟爛，即可食用。

【功效】 養心安神，適合失眠、心煩、頭暈、耳鳴、健忘等人士食用。茯神歸心經、脾經，藥性平及味甘。具寧心、滲濕、健脾等功能，常用於舒緩水腫、小便不暢、心悸、暈眩及泄瀉等不適。百合歸心經、肺經，藥性寒及味甘。能養陰、潤肺，是清心、安神的良材。陰虛久咳、精神恍惚、失眠多夢者適用。食用茯神百合粥，可助養心安神，提升睡眠質素。

【服法】 每日食用 1 至 2 次。

酸棗仁柏子仁小麥粥

【材料】 酸棗仁 10 克、柏子仁 10 克、小麥 50 克、清水適量。

【製法】 先將小麥、酸棗仁及柏子仁，分別洗淨，備用。鍋中加入適量清水，先燒開。水滾即加入小麥、酸棗仁、柏子仁，慢火共煮約 15 至 30 分鐘成粥，即可食用。

【功效】 寧心安神，適合心悸、失眠、多夢、心煩的人士進食。酸棗仁味甘、酸，性平，歸心、肝及膽經，具有養心、益肝、安神及斂汗等功效。柏子仁歸心、脾、肝及膽經，性平而味甘，能養心和安神。對於日常睡眠質素欠佳人士，尤其有心悸、心煩、多夢等難以酣睡者，以酸棗仁、柏子仁及小麥烹煮的粥品，有助改善徵狀。

【服法】 每日食用 1 至 2 次。

蓮子炒棗仁小米粥

【材料】 小米 30 克、炒棗仁 15 克、蓮子 12 克（不去芯）、清水適量。

【製法】 小米、炒棗仁及蓮子芯，分別洗淨，備用。鍋中加入適量清水，先以大火燒滾後放入小米烹煮。待小米熟後，再放入棗仁、蓮子芯煮至熟爛，即可食用。

【功效】 具補脾、潤燥、清心安神的功效，並適合納食不香、心煩不寧、大便乾燥人士食用。蓮子芯性寒、味苦的，具有清心去熱毒、止血及止咳等作用，可以治療陽萎、心煩、口渴、目赤、腫痛等症狀。炒棗仁性平，可養心、益肝、安神，常用於心肝血虛引起的心煩不安、失眠等症。蓮子芯及炒棗仁配以小米煲粥食用，養護心神，有助安眠。

【服法】 每日服食 2 次。

桂圓百合蛋

【材料】 桂圓 6 克、百合 15 克、炒棗仁 30 克、雞蛋 1 隻。

【製法】 先將桂圓、百合、炒棗仁、雞蛋及水同煮，待蛋熟後去殼再煮 5 分鐘，然後加入冰糖。

【功效】 寧心安神。

【服法】 留待晚飯後食用。

腰腿關節痛

腰腿痛可由多種原因引起，除食療外，治療手段較多，如牽引、按摩、針灸等。食療多選用祛風除濕、活血通絡的食材。

杜仲川續斷蛋

炒杜仲 12 克、川續斷 10 克、雞蛋 2 隻，將以上三種材料加水適量同煮，待蛋熟去殼再煮 10 分鐘，即可吃蛋喝湯。

寄生湯

【材料】 桑寄生 12 克、炒杜仲 10 克、透骨草 15 克。
【製法】 將以上材料放入鍋中，加清水適量，煎煮 2 次，每次 30 分鐘左右，合併煎液，再分為 2 份。
【功效】 祛風活絡止痛通痹。
【服法】 每日飲用 2 次。

外傷

外傷腰扭傷都是常見病，常用食療有活血，通絡作用。

五倍子蛋白

【材料】 五倍子 6 至 10 克、雞蛋白 1 隻。
【製法】 將五倍子研細末，用雞蛋白調成糊狀。
【功效】 清熱解毒止痛作用。
【用法】 敷塗患處。

麻油蛋白

燒傷燙傷者，可以麻油適量，與同等分量的雞蛋白調勻成糊狀，再敷於患處即可。

芙蓉葉仙人掌膏

【材料】 芙蓉葉 10 克、仙人掌 20 克。
【製法】 仙人掌洗淨，去皮、去刺，與芙蓉葉共同搗爛。
【功效】 化瘀消腫止痛。
【用法】 敷於外傷腫痛或發炎局部紅腫處。

生梔子蛋白

跌打損傷者，可用生梔子 30 克及適量雞蛋白調藥。先將生梔子研成細粉後再加入雞蛋白調和，敷於患處。

生梔子麵粉蛋白

關節扭傷者，用生梔子 30 克、麵粉少許、適量雞蛋白，將生梔子研末後與麵粉溫合，並用雞蛋白調勻，敷於患處並包紮。

綠豆粉蛋白

肢體外傷腫脹者，將綠豆粉 30 克、適量雞蛋白攪勻調成糊狀，再外敷患處。

蛋殼土元粉

骨折後患處癒合遲緩者，可將雞蛋殼 30 克炒至金黃，再與土元 10 克一同磨成細粉，每次取 3 克以溫水沖服，每日服用 3 次。

薑葱冰片膏

急性腰扭傷者，可用生薑 10 克、葱白 10 克、冰片 2 克，一同共搗爛如泥敷於痛處。

痛經

痛經的原因主要有，血氣虛少，肝腎虧虛，寒邪凝滯，氣滯血瘀等，不通則痛也。

乾薑大棗粥

【材料】 乾薑 6 克、大棗 6 枚、粳米 30 克、紅糖少許、清水適量。

【製法】 先將乾薑切塊，加入適量清水煎煮三十分鐘後去薑渣取藥汁，備用。大棗及粳米分別洗淨，大棗去核，將藥汁、大棗及粳米同煮。待煮至粥熟時，加入少許紅糖調味，趁熱食用。

【功效】 暖宮散寒，適合寒凝痛經、症見小腹冷而疼痛，以及得熱痛減、經量少且經血色澤黑者服用。乾薑味苦、澀，性溫，歸脾及肝經，具有溫經止血、溫中止痛佳效，常用於虛寒性吐血、便血、崩漏下血等。大棗味甘，性溫，歸脾、胃經，能補中益氣、養血安神。以乾薑及大棗煮粥食用，有溫經通絡止痛作用。

【服法】 每日食用 1 至 2 次。

生薑大棗青皮粥

【材料】 生薑 15 克、大棗 10 枚、青皮 10 克、粳米 50 克、清水適量。

【製法】 鍋中加清水適量，先將生薑、青皮一起煎煮 1 次，每次煮沸後約煮 20 分鐘，取汁液。把兩次煎煮的藥汁合併，與粳米、大棗一起同煮。小火慢烹，煮成粥即可食用。

【功效】 適合寒凝氣滯導致痛經，症見經前或經後小腹脹痛，兼有胸肋乳脹者食用。生薑味辛，性溫，歸肺、脾及胃經，具有發汗解表、溫中止嘔、溫肺止咳功效。大棗性溫，歸脾及胃經，能養血安神。青皮味苦、辛，性溫，歸肝、膽及胃經，能疏肝理氣、消積化滯。將以上三味材料配粳米煮粥食用，有助舒緩寒凝氣滯之經痛不適。

【服法】 每日食用 1 至 2 次。

活血化瘀蛋

【材料】 當歸 15 克、益母草 20 克、艾葉 10 克、雞蛋 3 隻、清水適量。

【製法】 先將當歸、益母草及艾葉加水適量煎煮兩次，每次煮沸後再煮約 20 分鐘便盛起汁液，把兩次藥汁合併。將雞蛋連殼煮熟後去殼。把雞蛋與藥汁共煮約 30 分鐘，即可吃蛋喝湯。

【功效】 活血行氣、化瘀止痛，適合血瘀痛經，症見經血色紫暗而排出後疼痛減輕者。當歸味甘、辛，性溫，歸肝、心及脾經，具有補血、活血、調經、止痛及潤腸之功。益母草味辛帶苦，性涼，入心及肝經，可助活血調經、利水消腫。雞蛋性平，歸心及胃經，能寧心、安神、益氣。食用以上三味製成的活血化瘀蛋，可舒緩血瘀痛經之不適。

【服法】 每日食用 1 至 2 次，每次 1 隻。

黨參黃芪當歸粳米粥

【材料】 黨參 12 克、黃芪 12 克、當歸 10 克、粳米 30 克、清水適量。

【製作】 先將黨參、黃芪及當歸洗淨，當歸切片。加清水入鍋中，放入太子參、黃芪及當歸等一同煎煮，煮沸後再慢火烹調 30 分鐘，取汁液。把藥汁與粳米同煮成粥食用。

【功效】 適合氣虛型痛經，症見小腹綿綿及陣陣作痛，按摩後則見舒緩，以及有少氣乏力、經色淡、質清稀之患者食用。黨參味甘、微苦，歸脾及肺經，能補肺脾之氣。黃芪味甘，性溫，歸肺及脾經，具有補氣固表、利尿、排膿等功效。當歸味甘、辛及性溫，歸肝、心及脾經，可補血活血、調經止痛、潤腸通便。將以上三味與粳米煮粥食用，可收補氣益血之效。

【服法】 每日食用 1 至 2 次。

陳皮橘核粳米粥

【材料】 陳皮10克、橘核12克、紅糖少許、粳米30克、清水適量。

【製法】 把陳皮及粳米分別洗淨，將橘核及陳皮加適量清水，煎取濃汁及去渣，備用。鍋中注入適量清水，放入粳米，大火煮沸後調入藥汁，改為小火烹煮。煮成粥狀後，加少許紅糖調味，即可食用。

【功效】 行氣止痛，適合氣滯型痛經女性，尤其症見腹痛、飲食減少、消化不良、胸感脹滿等。陳皮味辛、苦，性溫，歸脾及肺經；具有理氣健脾、止燥濕化痰，可用以治療脾虛氣滯、腹痛喜按、不思飲食等徵狀。橘核性平、味苦，歸肝及腎經，主要功效為散結、止痛、疏肝及消腫等。食用以陳皮、橘核及粳米熬煮的粥品，可改善氣滯型痛經者不適。

【服法】 每日食用 1 至 2 次。

益母草紅糖蛋

【材料】 益母草 60 克、雞蛋 2 隻、紅糖少許、清水適量。

【製法】 益母草及雞蛋加水同煮，待蛋熟後去殼再煮 30 分鐘，然後加入紅糖，即可吃蛋飲湯。

【功效】 活血通經，消腫，適宜於血瘀血寒者。

【服法】 可分 2 次服用。

益母草香附蛋

【材料】 益母草 50 克、香附 10 克、紅糖 10 克、雞蛋 2 隻。

【製法】 將益母草、香附與雞蛋加水適量同煮，待蛋熟後去殼再煮約 10 分鐘後，加入適量紅糖即可。

【功效】 活血通經，止痛。

【服法】 吃蛋喝湯，每日 1 至 2 隻雞蛋。

先兆流產

先兆流產，是指妊娠7個月內出現流產預兆，許多患者經治療可轉危為安。

鳳凰衣粉

【材料】 鳳凰衣10克（即雛雞孵化出殼後的卵殼內膜，或雞蛋內白色內膜）、白朮10克、黃芩6克、川斷8克。

【製法】 將適量的鳳凰衣先置於瓦罐上以文火焙成乾黃後，再研成細末。按比例加入中藥粉。

【功效】 固腎養血。

【服法】 按前次流產月份，提前連服5日，每日2次，每次以適量米湯沖服6至8克。

杜仲蛋

【材料】 炒杜仲10克、桑寄生12克、菟絲子10克、雞蛋1隻。

【製法】 將各味加水煎煮10分鐘，再放入新鮮雞蛋，煎煮10分鐘後去蛋殼，再同煮30分鐘即可。

【功效】 固腎安胎。

【服法】 每日清晨吃1隻蛋，並去渣飲湯。

核桃菟絲蛋

【材料】 核桃10枚、雞蛋2隻、菟絲子10克、清水適量。

【製法】 將核桃取仁與菟絲子，加清水適量煎煮10分鐘，再放入雞蛋，待蛋熟後先去殼，再煮30分鐘即可。

【功效】 補腎養血。

【服法】 每日1劑連服數日。

不孕

食療調理不孕症是常見而有效的方法。

紅花蛋

【材料】 雞蛋 1 隻，藏紅花 2 克。
【製法】 藏紅花研粉，將雞蛋一頭開孔，入藏紅花粉，搖勻，以砂紙封口蒸熟。
【功效】 化瘀、行血、助孕。
【服法】 月經來後每日服 1 隻，連服 9 日；連續服 3 至 4 個月經周期。

外陰瘙癢

外陰瘙癢用中藥外治，是方便有效的方法。

黃柏粉

【材料】 黃柏 30 克、雞蛋 1 隻。
【製法】 將黃柏研成細末，再將雞蛋去黃取清。
【功效】 燥濕止癢。
【用法】 用蛋清調拌黃柏末，將之塗擦患處。

盆腔炎

盆腔炎應積極治療，以防炎症向周圍組織器官蔓延，食療是常用方法。

大黃蛋

【材料】 生大黃 3 克、公英 20 克、敗醬草 20 克、野菊花 12 克、雞蛋 1 隻。
【製法】 將生大黃研末，並於雞蛋頭開孔及取出蛋清，再注入生大黃粉末，用紗紙封好後蒸熟。公英、敗醬草及野菊花煎煮 40 分鐘後，去渣取汁。
【功效】 清熱解毒，化瘀消炎。
【服法】 於月經完後，每晚睡前用煎汁沖服雞蛋。吃 1 隻，連服 7 隻為一療程。

產後調理

產後調理有多方面的工作，對於產後的康復和健康有重要意義。

雞冠花蛋

【材料】 雞蛋 2 隻，紅雞冠花 5 克。
【製法】 將紅雞冠花濃煎取汁，乘熱沖入拌勻的雞蛋中，慢火輕煮至沸，待微溫後服用。
【功效】 收斂止血，適應於惡露多日不盡者。
【服法】 每日 1 至 2 次，連服 3 至 5 日。

紅糖蛋

【材料】 雞蛋 2 隻，紅糖 30 克。
【製法】 下雞蛋煮透去殼，再入紅糖，煎煮 10 分鐘。
【功效】 暖宮止痛，適用於產後血虛腹痛。
【服法】 一日分 2 次服用。

田七蛋

【材料】 雞蛋 1 隻，田七 3 克、艾葉炭 10 克。
【製法】 先將田七研粉，再將雞蛋一頭開孔後，裝入田七末，並用砂紙封口及蒸熟後食用。艾葉炭用水煎 30 分鐘，去渣取汁。
【功效】 暖宮化瘀止血，適宜於瘀血內阻、惡露不盡者。
【服法】 一日 1 至 2 次，連服 1 周。

黃酒蛋

【材料】 雞蛋 1 隻，黃酒少許。
【製法】 將雞蛋用濕紙包裹後置於火上煨乾，除去紙後將殼與蛋全部研細粉，空腹配以黃酒送下。

【功效】 舒筋活絡。
【服法】 每日 1 次，連服 4 至 7 日。

當歸蛋

【材料】 雞蛋 2 隻，當歸 12 克，枸杞子 12 克，大棗 10 枚，紅糖 30 克。
【製法】 先將當歸、枸杞子煮熟，之後加入大棗、雞蛋同煮至熟，再放入紅糖調味，即可吃蛋喝湯。
【功效】 養血補血。
【服法】 每日 1 至 2 次，連服 2 至 3 周。

香菇雞

【材料】 水發香菇 30 克、淨雞肉 250 克、紅棗 10 枚、鹽、料酒、醬油、生薑、紅糖、生粉、清湯、麻油各少許。
【製法】 雞肉洗淨切長片，紅棗洗淨去核，切成四塊。香菇洗淨切成絲，將雞肉、香菇、紅棗放入碗內，加入生薑、紅糖、鹽、料酒、醬油、清湯等，加生粉少許拌勻，上籠煮熟取出，用筷子撥開推入平盤，淋麻油即成。
【功效】 溫中、益氣、補虛。
【服法】 佐餐食用。

乳汁不下

乳汁不下食療與中藥對於乳汁不下有良好的疏通，下乳作用。

絲瓜湯

【材料】 絲瓜絡 30 克、王不留行籽 15 克。

【製法】 將絲瓜絡和王不留行籽加水同煮 30 分鐘，去渣即可。

【功效】 通絡下乳。

【服法】 一次服下，每日 1 至 2 次，連服 3 日。

鮎魚蛋湯

【材料】 雞蛋 2 隻、鮎魚 1 條、清水適量

【製法】 將雞蛋及鮎魚加水適量煮湯後吃蛋飲湯。

【功效】 通絡下乳。

【服法】 連續服用 3 至 5 日

鯽魚湯

【材料】 鯽魚 1 條、絲瓜絡 20 克、通草 10 克、王不留行籽 12 克。

【製法】 將鯽魚清理洗乾淨，與其他材料一同放入鍋中，加入清水適量，煲至肉爛熟即可。

【功效】 通絡下乳。

【服法】 飲湯吃肉，連續食用數日。

常見病食療及養生方法

作者
吳錦、王俊

編輯
陳芷欣

美術設計
鍾啟善

排版
辛紅梅

出版者
萬里機構出版有限公司
香港北角英皇道499號北角工業大廈20樓
電話：2564 7511
傳真：2565 5539
電郵：info@wanlibk.com
網址：http://www.wanlibk.com
http://www.facebook.com/wanlibk

發行者
香港聯合書刊物流有限公司
香港新界大埔汀麗路 36 號
中華商務印刷大廈 3 字樓
電話：2150 2100
傳真：2407 3062
電郵：info@suplogistics.com.hk

承印者
中華商務彩色印刷有限公司
香港新界大埔汀麗路 36 號

出版日期
二零二零年四月第一次印刷

Published in Hong Kong
Printed in China
ISBN 978-962-14-7185-7